# VIVA A INFÂNCIA!

CARO LEITOR,

Queremos saber sua opinião sobre nossos livros.
Após sua leitura, acesse nosso *site* (www.editoragente.com.br),
cadastre-se e contribua com sugestões, críticas ou elogios.

*Boa leitura!*

CRIS POLI

# VIVA A INFÂNCIA!

## AJUDE SEU FILHO A SER CRIANÇA PARA SE TORNAR UM ADULTO REALIZADO



sbt licensing

Gente editora

**Diretor-Geral**
Henrique José Branco Brazão Farinha
**Gerente Editorial**
Eduardo Viegas Meirelles Villela
**Editor-Assistente**
Cláudia Elissa Rondelli
**Editor de Desenvolvimento de Texto**
Juliana Nogueira Luiz
**Editor de Produção Editorial**
Rosângela de Araujo Pinheiro Barbosa
**Produção Editorial**
Ricardo Paz de Barros / Join Bureau
**Copidesque**
Gilberto Cabeggi
**Preparação de Texto**
Veridiana Maenaka
**Revisão**
Adriane Gozzo
**Capa**
Eduardo Profeta
**Foto de capa**
Roberto Nemanis/SBT
**Impressão**
Paulus Gráfica


Rua Pedro Soares de Almeida, 114
São Paulo, SP – CEP 05029-030
Tel: (11) 3670-2500
Site: http://www.editoragente.com.br
E-mail: gente@editoragente.com.br

**Dados Internacionais de Catalogação na Publicação (CIP)**
**(Câmara Brasileira do Livro, SP, Brasil)**

Poli, Cris
Viva a infância! : ajude seu filho a ser criança para se tornar um adulto realizado / Cris Poli. — São Paulo : Editora Gente, 2009.

ISBN 978-85-7312-642-6

1. Educação de crianças 2. Papel dos pais 3. Pais e filhos 4. Relações interpessoais I. Título.

09-04557 CDD-649.1

**Índices para catálogo sistemático:**

1. Pais e filhos : Educação familiar 649.1

# *Dedicatória*

Dedico este livro a todos os pais e mães que aceitaram o maravilhoso desafio de educar seus filhos com amor, paciência e dedicação. Que vocês possam deixar marcas profundas na vida deles, durante a infância, e que essas marcas se transformem em alegria e gratidão no coração de seus filhos durante a vida toda.

*Com todo meu carinho,*
*Cris Poli*

# *Agradecimentos*

Agradeço a Deus pela família que construí com meu marido, pelo amor e misericórdia dEle. Agradeço por nossos filhos, Federico, Esteban e Luciana, nossas noras, nosso genro e nossos netos abençoados que nos enchem de alegria e gratidão. Que a experiência que adquiri ao longo de mais de quarenta anos de casada possa ajudar os leitores deste livro.

*Com amor profundo,*
*Cris Poli*

# Sumário

# Apresentação

Mais do que simplesmente criar filhos, educar nossas crianças é, acima de tudo, uma missão. O propósito dessa missão é ajudá-las a viver plenamente a infância, a fim de desenvolverem uma personalidade sadia e se tornarem adolescentes, e depois adultos, autônomos e de bem com a vida. É nesse sentido que tenho orientado todo o meu trabalho: na TV, nas escolas, com as famílias que visito, em palestras que ministro e nos livros que escrevo.

Portanto, a missão deste livro também faz parte do objetivo maior de todo o meu trabalho: conscientizar os pais sobre a importância de seus filhos viverem bem a infância. Ajudá-los a encontrar uma forma de possibilitar aos filhos uma infância feliz e saudável, que os torne adultos equilibrados e realizados.

Em cada um de meus livros, procurei abordar aspectos específicos que influem de maneira decisiva na educação dos filhos e na formação do indivíduo adulto.

No livro *Filhos autônomos, filhos felizes,* falei da necessidade de educar nossos filhos para terem autonomia na vida. Porque esse é o caminho para que eles se tornem seguros de si, confiantes no seu potencial de realização e mais donos de seu destino.

Já em *Pais separados, filhos preparados,* abordei a questão de pais que precisam criar os filhos sem a presença do companheiro. Embora o título sugira tratar apenas de casos em que houve a separação do casal, na verdade a abordagem do livro vai muito além disso: fala também de mães solteiras, de casos de viuvez precoce, de pais tão ausentes que deixam para o companheiro toda a responsabilidade da educação dos filhos, além de outras situações nas quais as crianças são criadas com a presença efetiva de apenas um dos pais – incluindo casos em que o casal vive junto e mora com os filhos, mas apenas a mãe, ou o pai, participa efetivamente da educação das crianças. Não podemos esquecer também aqueles casos em que um dos pais "toma posse dos filhos", dificultando e até impedindo a participação do cônjuge na educação das crianças.

Em *Pais e professores educando com valores*, abordei a necessidade de uma parceria forte entre escola e família para dar à criança a melhor formação e a maior quantidade de oportunidades possível para ela crescer saudável e com personalidade bem estruturada.

Agora, em *Viva a infância!*, falo da necessidade de deixar que seus filhos sejam verdadeiramente crianças. Chamo sua atenção e peço a você o cuidado de não roubar a infância de seus filhos. É muito importante que eles vivam plenamente essa fase da vida deles. Mais uma vez, juntos, vamos procurar os melhores caminhos para conseguir esses resultados.

A conscientização de pais, escolas e famílias sobre a importância de proporcionar às crianças uma infância feliz e plena é fundamental e é o único caminho quando queremos torná-las adultos saudáveis e de caráter bem formado, capazes de fazer uma diferença significativa neste mundo.

Sobretudo, quero realçar mais uma vez a importância da parceria escola-família na educação, da presença da família no dia a dia da criança e da tomada de consciência de todos os que, de uma forma ou de outra, têm em determinados momentos o papel de conduzir a infância de nossas crianças.

A grande dificuldade hoje em dia é a falta de consciência dos pais quanto às suas deficiências ao educar os filhos. Eles não enxergam os problemas das crianças nem compreendem as necessidades básicas da infância.

Este livro tem como objetivo principal levantar e esclarecer alguns parâmetros que podem dizer se a criança está vivendo uma infância feliz. Com isso, espero ajudar pais e responsáveis a se conscientizarem sobre como estão conduzindo a educação de seus filhos.

Além disso, à medida que as questões forem tratadas, vou ajudá-los a perceber se essas situações se aplicam ou não a sua família, se isso está acontecendo em sua casa, com seus filhos, ou com alguém próximo a você.

Nosso ponto de partida é a observação cuidadosa da criança. Nossa ferramenta principal é a conscientização sobre a realidade de seus filhos e sobre como você pode mudar isso, tornando a infância deles mais plena e feliz. Mas, para que essa ferramenta funcione, você vai precisar trabalhar bastante. Prepare-se para analisar, a cada passo, a qualidade das suas ações, reavaliar suas crenças e reaprender coisas que talvez você tenha aprendido de maneira equivocada.

Este livro, assim como os outros que escrevi, tem o objetivo maior de buscar essa sua conscientização como pai, como mãe, como responsável pela infância saudável de seus filhos. Porque quando você tem problemas com suas crianças é muito difícil enxergar isso com clareza na maioria das vezes. É difícil admitir que se está errando em algo tão importante.

Mas lembre-se: ninguém erra porque quer. Principalmente na educação dos filhos. O que falta é apenas identificar o que está errado e descobrir como corrigir. É exatamente nisso que viemos trabalhando até aqui. Vamos redobrar esforços a partir de agora.

"Ensina a criança no caminho em
que deve andar, e, ainda quando
for velho, não se desviará dele."

Provérbios 22: 6

# *Introdução*

Muitos pais não deixam que seus filhos sejam crianças, exigindo deles atitudes de adultos ou comportamentos inadequados a sua idade, ou permitindo que sejam submetidos a um mundo de informações e estímulos que não são coerentes com sua fase de desenvolvimento.

As consequências disso na formação da criança são muito sérias, pois tudo o que muda o desenvolvimento normal do ser humano, especialmente na infância, compromete sua estrutura emocional.

Quando exige de uma criança um comportamento inadequado a sua idade, você a faz pular etapas de seu desenvolvimento, muitas vezes a estimulando a se envolver com assuntos e atividades inapropriadas – além de impedi-la de viver o que seria normal e recomendável na infância.

Pode até parecer que isso não traz complicações, se você analisar apenas a infância da criança; mas pode ter certeza de que experiências inadequadas à idade provocam uma descontinuidade em sua formação, além de deixar lacunas em sua personalidade. Essa infância incompleta afetará profundamente seu futuro, na grande maioria das vezes com reflexos negativos na adolescência e em toda a vida adulta.

Por exemplo: se uma criança deixa de brincar com outras porque os pais a fazem estudar por períodos mais longos que o natural para sua idade, quando adulta poderá ter sérios problemas de relacionamento.

Cada criança tem o próprio ritmo de desenvolvimento, e os pais devem entender e respeitar isso e não tentar apressar as coisas. Também não devem comparar o desenvolvimento de seu filho com o de outras crianças. A infância de cada criança precisa ser compreendida e respeitada individualmente.

O excesso de estimulação causado pela grande quantidade de informações disponíveis hoje em dia – muitas vezes inadequadas às crianças –, ou promovido pelos próprios pais, na intenção de fazer o filho se desenvolver mais rapidamente, desrespeita a motivação natural e prejudica o crescimento saudável.

Cada fase do desenvolvimento de seu filho precisa ser respeitada em todos os aspectos e momentos. Cada etapa serve de base para a próxima. Por exemplo: a criança aprende a sustentar a cabeça, passa então a rolar o corpo para os lados, depois descobre como sentar, como se arrastar, engatinhar, ficar de pé e andar. Nesse processo, ela explora continuamente o ambiente e as pessoas e aprende a interagir com eles.

É muito perigoso estimular a criança a avançar muito rapidamente e pular etapas essenciais de seu desenvolvimento. Cada uma das fases de desenvolvimento é rica em detalhes importantes, que formarão a base de comportamento que irá acompanhá-la por toda a vida. É a partir disso que sua personalidade se forma e se completa.

Da mesma maneira, é comprometedor que a criança passe pela infância sem experimentar tantas vivências necessárias ou que se acelere seu desenvolvimento com a antecipação de coisas que ainda não estão no momento de serem vividas. A criança que deixa de experimentar cada etapa da infância no momento certo e do modo adequado terá problemas sérios no desenvolvimento de sua autoestima e de seu potencial de crescimento.

Pular etapas da infância, principalmente no atual contexto, só agrava uma situação que já não é saudável. Isso irá refletir negativamente na adolescência e na vida adulta do indivíduo, tornando-o desajustado e infeliz.

Principalmente nos dias de hoje, em que tudo conspira para acelerar o desenvolvimento e o amadurecimento das crianças, os pais precisam ter atenção especial para proporcionar-lhes a oportunidade de uma infância plena. Estamos vivendo numa época em que a criança deixa de ser criança muito fácil e rapidamente. Tudo convida a isso.

Todo o processo de crescimento da criança precisa ser respeitado. Tudo deve vir na idade certa, de modo coerente e adequado. A infância é um campo de vivências importantes, que visam dar à criança os elementos necessários para aprender a lidar de modo equilibrado com sua vida.

É preciso muito cuidado para não transformar seus filhos em miniadultos, fazendo-os abandonar, ou viver precariamente, grande parte das experiências que cabem à infância.

## Pare agora para pensar

Como já conversamos, o primeiro passo para cuidar bem da infância de seus filhos é a conscientização sobre como você tem agido como pai e como suas crianças têm reagido a isso. Então, vamos começar a trabalhar já, pensando sobre o assunto com bastante carinho. Pare por alguns momentos e responda para si mesmo às seguintes perguntas:

1. Você tem respeitado a infância de seu filho ou vem cobrando dele atitudes e comportamentos que não são próprios de sua idade?
2. Pense em uma das cobranças inadequadas que você talvez faça a seu filho. Como você imagina que isso poderá afetar sua vida de adulto?
3. Você tem o hábito de comparar o desenvolvimento de seu filho com o de outras crianças? Quando faz essa comparação, o que lhe vem à mente?

"Da boca de pequeninos
e crianças de peito
tiraste perfeito louvor."

Mateus 21: 16

# 1. *Uma criança que não vive plenamente a infância se torna um adulto infeliz e inadequado*

O maior risco para uma criança que não vive a infância plenamente é não usufruir de coisas próprias dessa fase, como brincadeiras, conversas, relacionamento com pais, família e amigos. Ela vai sentir falta disso quando for adolescente ou adulto. Isso não ficará claro em sua mente, mas gerará uma inadequação em seu comportamento. Essa inadequação pode vir na forma de insegurança ou até mesmo de falta de sociabilidade.

Hoje, por exemplo, grande parte dos brinquedos infantis incentiva o individualismo. Em geral, é a criança sozinha com a máquina. Então, ela se isola e se ilude, achando que tem amigos "dentro" do videogame, da TV, dos filmes etc. Não há sociabilização da criança porque ela está sempre fechada em seu mundo particular, sem contato com outras pessoas. Isso trará sérios problemas comportamentais. Com esse tipo de formação, vamos criar seres humanos individualistas, isolados, que não sabem se comunicar ou interagir com outras pessoas, que não têm jogo de cintura para trabalhar em equipe, que não vão aprender a negociar porque não sabem ao menos dialogar.

O pior é que os próprios pais costumam dar aos filhos brinquedos que não exigem o acompanhamento ou a participação de um adulto. Eles optam por essa alternativa pensando em deixar que a criança brinque sozinha, o que é mais cômodo. Os pais não querem ter trabalho com a educação dos filhos. Esse é o maior erro. O brinquedo eletrônico é mais prático e confortável para os pais, mas estimula o individualismo e pouco contribui para a educação da criança – isso quando não a leva a caminhos tortos e totalmente diferentes do que seria desejável.

Brincar ensina a criança a se relacionar com o mundo, mas isso depende muito das oportunidades que os pais lhe oferecem. Os brinquedos infantis devem corresponder e dar vazão à necessidade natural de descoberta da criança, além de cuidar da sua socialização. Por isso a necessidade de adequação dos brinquedos à faixa etária.

Assim como os pais precisam ter cuidado com os brinquedos, devem estar conscientes e bem informados sobre tudo o que envolve o desenvolvimento de seus filhos. Uma criança que não vive plenamente a infância se torna um adulto infeliz e inadequado. Com certeza, não é isso que você deseja para o futuro de suas crianças.

### Pare agora para pensar

Uma criança que não vive uma infância adequada, além de ser infeliz durante essa fase de seu desenvolvimento, vai ter comprometida sua vida de adulto. Pense sobre isto:

1. Quanto tempo seu filho passa isolado, diariamente, em atividades que incentivam o individualismo?
2. Você dá a seu filho um brinquedo com o qual ele possa brincar sozinho, sem lhe dar trabalho ou incomodar?
3. Seja realista: com a infância que seu filho vive hoje, que tipo de adulto você espera que ele seja? É isso que você de fato quer para ele?

"Não retires da criança
a disciplina..."

Provérbios 23: 13

# 2. *Crianças ou miniadultos? Como são seus filhos?*

Ser criança hoje parece não ter mesmo muito a ver com uma infância saudável.

Ser criança é ser alvo de maciças campanhas publicitárias; é ser solitário e, muitas vezes, abandonado, por causa do excesso de atividades e da falta de participação dos pais; é não ter a oportunidade de brincar naturalmente. É sofrer apelos diários dos mais diferentes tipos, que a levam para longe de uma infância adequada e feliz.

Podemos dizer que hoje as crianças já nascem sem direito à infância, não importa a que classe social pertençam ou quantos recursos financeiros sua família tenha.

Com tantas exigências do mundo atual para que as pessoas se tornem bem-sucedidas, os pais exigem cada vez mais dos filhos, alegando querer prepará-los para seu futuro profissional. Arranjam-lhes compromissos demais, dão-lhes conteúdo demais para estudar, antecipam etapas de sua escolaridade, pulam fases de seu desenvolvimento. Esquecem até que criança precisa brincar e que brincar faz bem e ajuda em outros aspectos muito importantes de seu desenvolvimento.

Outro fato inegável que descaracteriza a infância tal como ela deveria ser é que hoje em dia as crianças têm sido o centro das atenções das grandes empresas, que buscam vender seus produtos atingindo as famílias em seu ponto mais vulnerável: os filhos.

Como as empresas descobriram esse verdadeiro "filão de ouro" que é vender para o público infantil, têm se tornado cada vez mais agressivas nesse segmento de mercado. Verdadeiras fortunas são investidas em produtos e estratégias de marketing para despertar a atenção e, é claro, o desejo de consumo de nossas crianças em idades cada vez menores.

Mas poucas pessoas pensam na verdadeira dimensão dessa nova política consumista e em suas consequências no futuro das crianças, e mesmo na nossa cultura de modo geral.

Como resultado imediato desse assédio à infância, não é raro que sejam oferecidos a nossos filhos produtos que estimulam a erotização precoce, ou seja, o desenvolvimento muito cedo do interesse de nossas crianças pela sexualidade.

Hoje temos conteúdo erótico nos livros, na internet, em filmes, videogames, programas de televisão – até mesmo em desenhos animados. Tudo ao alcance de nossos filhos e sendo vendido para eles abertamente.

As crianças estão, cada vez mais cedo e com maior frequência, tendo contato com assuntos e estímulos além da compreensão de sua idade. Com isso, acabam pulando etapas importantes do desenvolvimento de sua personalidade.

Tudo isso provoca uma inserção prematura da criança no mundo adulto. Em outras palavras, estamos fazendo dela um miniadulto, que tem educação antecipada, com muito mais responsabilidades do que deveria, com acesso a coisas muito além de sua compreensão e, invariavelmente, sem a proteção necessária e sem o companheirismo que os pais deveriam lhe oferecer.

Essa é uma realidade que acaba com a infância saudável. Fases são puladas no desenvolvimento da criança, experiências próprias da infância são perdidas e nunca mais recuperadas. Isso implica uma infância pobre, pouco feliz e muitas vezes desnorteada. Condições mais que suficientes para a formação de adolescentes desajustados e adultos frustrados e dependentes.

Crianças ou miniadultos? Como são seus filhos? Pense cuidadosamente e tome consciência disso. Você é o responsável pela formação de suas crianças e precisa se posicionar com urgência quanto a isso. Quanto antes, melhor.

### Pare agora para pensar

Podemos dizer que hoje as crianças já nascem sem direito à infância. Mas isso só se tornará uma realidade para seu filho se você o permitir. Pense sobre isto:

1. Você costuma ver seu filho brincar? Permite que ele brinque? Você brinca com ele?
2. Você já viu seu filho tomando atitudes ou o ouviu dizendo coisas que não parecem adequadas à idade dele? Qual foi sua reação?
3. Você recorda sua infância para participar das brincadeiras com seu filho ou procura trazê-lo para as brincadeiras que você aprecia hoje, como adulto, e que talvez nada tenham a ver com a idade dele?

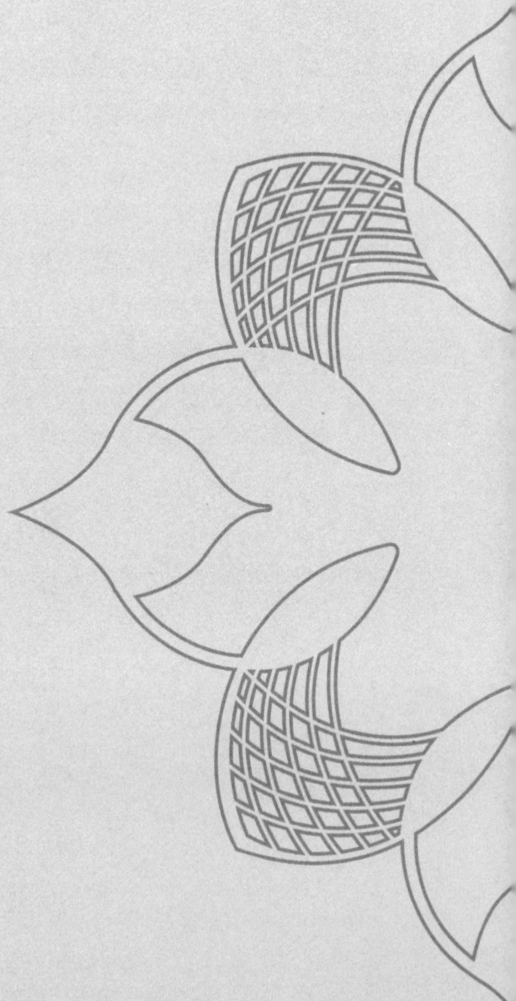

"Até a criança se dá a
conhecer pelas suas ações,
se o que faz é puro e reto."

Provérbios 20: 11

# 3. *Vamos ajudar seus filhos a viver bem a infância*

Por que viver bem a infância é fundamental para seu filho? Porque é a partir dessa época que se forma a personalidade do adulto que ele será.

Por isso, você deve, como pai ou mãe, ajudar seu filho a viver uma infância feliz e bem orientada. E é preciso começar bem cedo, enquanto ele ainda é pequeno. Não se pode perder tempo, pois cada fase passa muito rápido e é determinante no que diz respeito ao adolescente e ao adulto em que seu filho se transformará.

Um adulto saudável se realiza na vida e com a vida, adapta-se a qualquer ambiente e tem a autoconfiança própria de quem sabe que tudo na vida depende de suas ações.

Quando você estimula adequadamente a realização do potencial de seu filho, proporcionando-lhe uma infância feliz e equilibrada, está dando a ele melhores condições para tornar-se um adulto que sabe se relacionar com outras pessoas, que tem autonomia, que goza de mais bem-estar e felicidade.

Crianças desajustadas, malcomportadas ou infelizes em geral são consequência da falta de preparo dos pais para educar os filhos.

Gosto de dizer que criar filhos felizes e capazes de cuidar da própria vida é uma arte, mas que também é uma ciência que pode ser aprendida. Basta que você esteja, de fato, disposto a aprender. Ninguém nasce sabendo nem aprende apenas observando os outros. Por isso é preciso viver essa experiência de ser pai para candidatar-se a ser pai de fato.

Pais despreparados até querem acertar na educação dos filhos, mas acabam fazendo tudo errado e muitas vezes nem percebem os erros que estão cometendo. Falta-lhes, principalmente, a consciência de seu despreparo e dos problemas que isso causa na vida de seus filhos.

Pais capacitados a proporcionar uma infância adequada aos filhos sabem dar-lhes responsabilidades, entendem o que podem exigir deles – nunca exigem mais, ou menos, que o ideal –, não extrapolam nem se omitem e têm autoridade para impor-lhes a disciplina e os limites necessários.

É preciso, acima de tudo, ter consciência de que uma infância realmente boa é uma infância feliz. E é isso que devemos buscar se queremos ajudar nossos filhos a viver bem sua infância.

### Pare agora para pensar

Os problemas de comportamento das crianças normalmente resultam da falta de preparo dos pais para educar. Será que você está preparado para cuidar de suas crianças? Pense sobre isto:

1. Você se sente preparado para educar seu filho? Alguma vez já tentou acertar, mas acabou fazendo tudo errado?
2. Você costuma exagerar quando cobra algo de seu filho ou tem o hábito de lhe dar atribuições muito difíceis? Ou, ao contrário, não cobra nada dele nem espera que ele se comporte adequadamente?
3. Você acha que precisa aprender a cuidar melhor de seu filho? O que você pensa que precisa aprender?

"Como ribeiros de águas assim
é o coração do rei na mão
do Senhor; este, segundo
o seu querer, o inclina."

Provérbios 21: 1

## *4. A acentuada perda dos valores de família prejudica a infância*

A perda dos valores de família afeta os relacionamentos no lar e prejudica o ambiente em torno da criança, comprometendo a formação e a educação que os pais dão a ela.

A falta de valores claros e bem definidos contribui para a desestruturação e a inadequação da família, o que dificulta muito a vivência de uma infância plena.

O enfraquecimento da autoridade dos pais, como consequência direta da falta de valores de família, permite que as crianças hoje sejam informadas de certas coisas muito precocemente e tomem contato com assuntos inadequados a sua idade. Por falta de uma disciplina firme, ditada por uma autoridade autêntica vinda dos pais, as crianças veem tudo o que querem na TV, em revistas e em videogames, nos horários em que bem entendem, sem que haja um direcionamento dessas informações que recebem.

A perda dos valores de família se traduz ainda pela ausência do diálogo, do cuidado com a preservação da criança e com os relacionamentos, do respeito mútuo, do respeito à autoridade. Tudo isso tem mudado e enfraquecido muito os relacionamentos familiares, de tal modo que ninguém mais respeita ninguém, todo mundo questiona todo mundo, não há um princípio de família, de união e respeito dentro do lar.

É visível a falta de diálogo entre os pais e entre eles e as crianças. Além disso, há mágoas profundas entre todos eles, que só pioram as condições do ambiente em que as crianças vivem.

Em contato com tudo isso, a criança incorpora essa realidade a seus pensamentos e seu comportamento, como se fosse uma coisa natural. Isso contribui para que ela perca ainda outros valores, de modo geral, e não só os de família. Ela cresce desajustada e sem referenciais saudáveis que possam lhe servir de base para uma vida feliz. Além disso, tudo o que a criança vive na família vai reproduzir, quando adulta, em seus relacionamentos, perpetuando sua inadequação e frustração.

Os valores de família se perdem por razões as mais diversas. Hoje em dia, pai e mãe trabalham fora e as crianças ficam aos cuidados de outras pessoas, que geralmente não têm preparo e muito menos a responsabilidade de educá-las. Ao contrário do que se pensa, uma babá, uma avó, uma tia podem ajudar a cuidar da criança, mas não é delas a responsabilidade de educá-la. Isso é responsabilidade dos pais.

Porém, os pais normalmente acabam deixando que essas pessoas eduquem seus filhos. Ou, pelo menos, esperam que elas o façam. Delegam aos outros um dever que é somente deles.

Além do que, como os pais ficam pouco tempo com os filhos, nesse pequeno período de convivência eles se tornam permissivos demais porque não querem dizer "não" para os filhos. Deixam que as crianças façam o que quiserem, apenas para não contrariá-las, pois não querem fazer papel de chatos.

Outro ponto comprometedor é que hoje em dia existe muita deficiência de autoridade dos pais. Eles não sabem como exercer sua autoridade, ou não querem fazê-lo. Quando muito, confundem autoridade com autoritarismo, tornam-se ditadores e criam mais distorções no comportamento das crianças.

Situações como essas, sem dúvida alguma, impedem que as crianças vivam uma infância feliz. Isso vai gerar distorções em seu comportamento não só na infância, mas durante toda a vida.

Resgatar e preservar os valores de família é, portanto, uma das prioridades a que os pais devem se dedicar, a fim de criar condições para que seus filhos tenham uma infância feliz e bem vivida.

### Pare agora para pensar

A falta de valores claros e bem definidos contribui para a desestruturação da família, o que impede uma criança de viver uma infância plena. Isso gera distorções em seu comportamento que se desdobrarão por toda a vida. Pense sobre isto:

1. Em quais valores você baseia a educação de seus filhos? Você tem isso claro na mente?
2. Existe um diálogo aberto e franco entre você e seu cônjuge e entre vocês dois e seus filhos?
3. De quem é a responsabilidade pela educação de seus filhos? Você tem delegado essa tarefa a alguém mais?

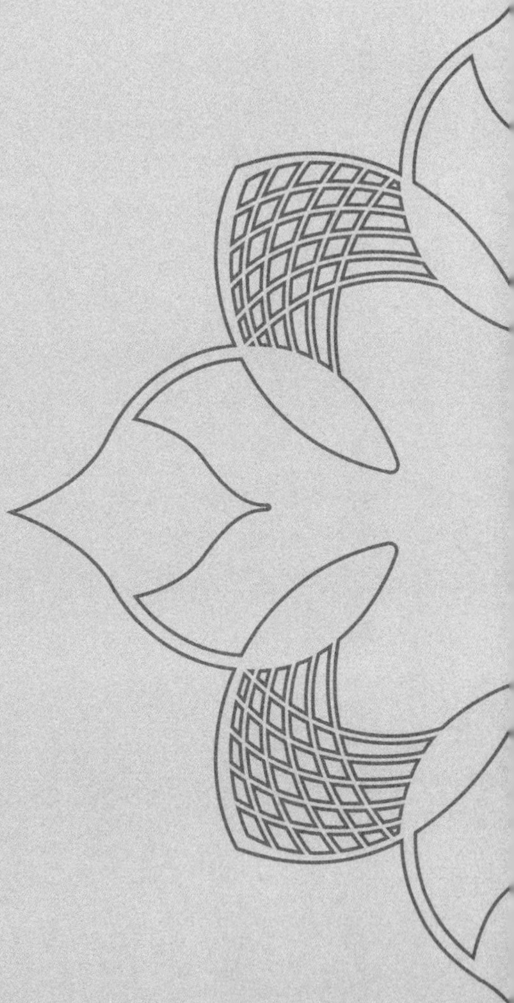

"E quem receber uma criança,
tal como esta, em meu nome,
a mim me recebe."

Mateus 18: 5

# 5. *A desestruturação da família faz a criança assumir papel de adulto*

Atualmente, o que mais encontro são famílias desestruturadas, repletas de conflitos de relacionamento. Parece que os pais se perderam no meio do trajeto e não estão achando saída para a situação que criaram. E o que é mais grave: essa desestruturação da família faz os filhos assumirem papel de adulto, tomando para si responsabilidades muito mais cedo do que deveriam, comprometendo a vivência de sua infância.

Uma das razões pelas quais os relacionamentos familiares enfraqueceram e se tornaram complicados é a profunda mudança em relação à educação de nossos filhos – tanto na família quanto nas escolas - nas últimas décadas. Tínhamos um estilo de educação muito rígido, em que a autoridade do pai – ou do professor - jamais era questionada e muito menos confrontada. Sua palavra era lei, acatada e obedecida de imediato. Como reação a esse tipo de educação, as pessoas acabaram por mover-se para o lado diametralmente oposto: tudo passou a ser permitido, e os filhos passaram "a dar as ordens" dentro de casa. Estava estabelecida a primeira base da desestruturação familiar.

Hoje já não há mais dúvidas de que essa mudança não deu certo. Os frutos que estamos colhendo dessa "evolução educacional" é uma juventude transtornada, composta de pessoas que não respeitam autoridade nenhuma, não têm senso de direção nem de valores, tomam atitudes equivocadas e vivem à margem da lei e da ordem, sem, principalmente, respeito ao próximo.

Uma das consequências mais evidentes da desvalorização da estrutura familiar é o número cada vez maior de divórcios. Hoje em dia é muito comum pessoas se casarem pensando: "Tudo bem... Vou casar e, se não der certo, me separo!". Por aí é possível perceber o pouco valor que se dá à constituição de uma família saudável e estruturada, que possa abrigar e educar os filhos.

É claro que não podemos dizer aos pais que não se separem quando a convivência já não é mais possível. Mas não podemos negar que os filhos sofrerão com isso. No mínimo, as crianças tomarão para si responsabilidades além de sua idade, tentando compensar a ausência de um dos pais que não vive mais com elas. Consequentemente, passarão por um amadurecimento precoce, abandonando momentos importantes de sua infância.

Hoje estamos em busca de um equilíbrio entre esses dois extremos educacionais históricos. Precisamos urgentemente resgatar valores verdadeiros e fortes para reconstruir a estrutura familiar e dar a nossos filhos a oportunidade de viver uma infância feliz e plena, que os prepare melhor para a vida adulta.

Embora ainda tenhamos de conscientizar muitos pais sobre a importância da infância, a grande vantagem que temos hoje é que boa parte deles já tem consciência de que pegou o caminho errado. Outros pelo menos sentem que algo não está certo na maneira como educam os filhos e percebem que precisam de ajuda para mudar essa realidade.

Admitir ter problemas e manifestar desejo sincero de encontrar soluções é o primeiro passo para fazer as mudanças necessárias.

## Pare agora para pensar

Boa parte dos pais de hoje têm consciência de que estão cometendo erros na educação dos filhos e de que precisam de ajuda para mudar. Você é um deles? Pense sobre isto:

1. Você consegue identificar conflitos em seus relacionamentos familiares? Como você imagina que isso afeta seus filhos?
2. Seus filhos têm assumido responsabilidades que nada têm a ver com a idade deles, pois não encontram apoio na família para viver tranquilamente sua infância?
3. Você acha que é importante ter uma família saudável e bem estruturada para abrigar e educar seus filhos? Que importância você dá a isso? O que você pode fazer a respeito?

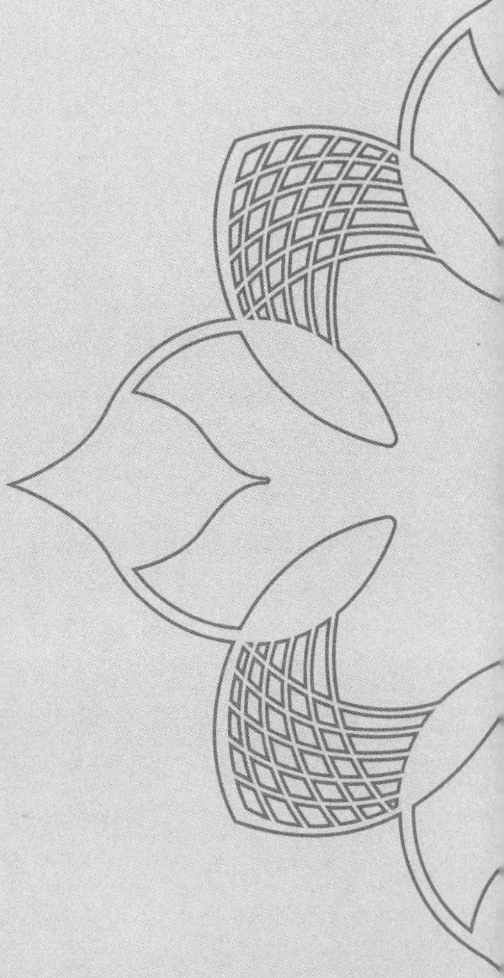

"E disse: em verdade vos digo
que, se não vos converterdes e
não vos tornardes como crianças,
de modo algum entrareis no
reino dos céus."

Mateus 18: 3

# *6. Cobranças inadequadas à idade da criança não permitem que seus filhos vivam a infância*

Cobranças dos pais inadequadas à idade das crianças tiram delas a oportunidade de viver a infância com a tranquilidade necessária.

Em geral, os pais atribuem aos filhos responsabilidades que vão além do que seria saudável para sua faixa etária e ainda cobram com rigor o cumprimento de resultados que eles, pais, consideram ideais.

Conheço uma família com três filhos em que a mãe se dedica integralmente à educação deles, procurando prepará-los para estudar em boas escolas e adquirir uma boa formação profissional. Isso seria excelente, não fosse por um detalhe: a mãe leva esse esforço ao extremo, tornando-se praticamente uma ditadora.

Ela impõe horários rígidos para tudo – menos para as brincadeiras de criança, que não têm espaço nesse planejamento –, coloca os filhos em escolas de idiomas, de reforço e tantas outras coisas, exige deles horas incontáveis de estudos e notas superiores a 9 em todas as matérias.

Do ponto de vista adulto, o comportamento dessa mãe parece ser bom, lógico e adequado. Mas procure ver isso pela ótica da criança. Essa marcação cerrada tira da criança o tempo de brincar, de relaxar e fazer muitas outras coisas importantes para o desenvolvimento de sua personalidade. Em resumo, tira dela o tempo de ser criança.

Crianças sobrecarregadas e com muita energia represada acabam perdendo principalmente a espontaneidade da infância.

O excesso de cobrança sobre os filhos muitas vezes indica a fantasia de que eles supram uma frustração da infância dos pais. Dessa maneira, os pais desrespeitam as vontades e as vocações da criança, criando expectativas inatingíveis ou que a deixam infeliz. A criança passa a viver em função dos sonhos dos pais e é cobrada em relação a isso.

Outras cobranças são geradas pela comparação que os pais fazem entre seus filhos e outras crianças – principalmente os próprios irmãos. É preciso lembrar que o mais importante é respeitar a individualidade da criança e valorizá-la pelo que ela é. Comparações geram estresse e distorções na autoestima do seu filho.

Outra forma de cobrança inadequada - embora venha disfarçada de incentivo - acontece quando os pais aplaudem os filhos nos momentos de sucesso, de conquistas, de vitórias - mas **apenas** nesses momentos. Isso gera pressões na vida da criança que a impedem de viver tranquilamente o que é próprio a sua idade. Ela passa a viver em busca dessas vitórias e a temer todo e qualquer erro, por mais insignificante que seja.

Os pais precisam aprender a aplaudir a dedicação dos filhos, e não somente o resultado positivo alcançado. Precisam estar com eles durante a jornada e lhes dar apoio e incentivo ao longo de todo o caminho, aplaudindo suas vitórias, mas também sendo companheiros nas derrotas. Quanto mais próximo desse ideal, menos necessárias são as cobranças.

## Pare agora para pensar

Agora que você sabe que o acúmulo de compromissos afasta a criança da infância, tira dela o tempo de brincar e de fazer outras coisas importantes para seu desenvolvimento, responda: você tem deixado que seus filhos sejam crianças? Pense sobre isto:

1. Você espera que seus filhos realizem aquelas coisas que você não conseguiu realizar?
2. Você fica ao lado de seu filho quando ele falha ou se limita a aplaudi-lo nas vitórias?
3. Você sabe respeitar a individualidade de seu filho ou vive desejando que ele seja como outras crianças?

"... Mestre, sabemos que és
verdadeiro e que ensinas o
caminho de Deus, de acordo
com a verdade, sem te
importares com quem quer
que seja, porque não olhas
a aparência dos homens."

Mateus 22: 16

# 7. O excesso de atividades e compromissos na infância

Compromissos excessivos e responsabilidades exageradas não permitem que seus filhos vivam a infância de modo pleno, porque não deixam que sejam crianças naturalmente. Isso vai contra o desenvolvimento normal e cria situações no mínimo estranhas ao que seria de esperar dessa época do desenvolvimento da personalidade. É preciso lembrar que brincar é de suma importância, em todas as faixas etárias, para a formação, o desenvolvimento e, principalmente, a felicidade de seus filhos.

O excesso de atividades e compromissos – escola, artes marciais, curso de idiomas, natação, enfim, muitas coisas para a criança fazer no dia a dia – torna a infância pesada e sem alegria.

Hoje a sociedade faz uma série de exigências ao indivíduo adulto, e os pais, na tentativa de preparar melhor os filhos, acabam sobrecarregando a criança de coisas para fazer. Essa boa intenção acaba tendo efeitos colaterais muito sérios: uma perda enorme de autoestima e do prazer da infância.

A criança acaba sem tempo livre para ficar ociosa, brincar, jogar com os amigos ou até mesmo para conversar com os pais. Isso provoca distorções em seu comportamento e em sua saúde, criando quadros até há pouco tempo inconcebíveis para a infância: obesidade, estresse, pressão alta, colesterol... Se isso já é terrível em adultos, imagine em crianças!

Os pais precisam garantir que seus filhos tenham tempo livre, a fim de que as crianças sejam crianças. Elas não podem deixar de viver a infância. O acúmulo de atividades prejudica muito seu desenvolvimento natural. Não seria exagerado dizer que esse excesso mata a infância.

A perda da infância com o intuito de "preparar melhor a criança para a vida profissional" em nada contribui para sua verdadeira realização como adulto. Mesmo porque uma pessoa de sucesso é uma pessoa equilibrada em todos os aspectos de sua personalidade. Não é porque ela é uma sumidade num determinado assunto que vai ser um sucesso. Tem de ter equilíbrio acima de tudo, ser uma pessoa bem resolvida para ser bem-sucedida. E isso tudo começa com uma infância bem vivida.

Sobrecarregar seus filhos com compromissos e cobrar demais deles tem como consequência sua transformação em adultos totalmente despreparados para a vida e para os relacionamentos, incapazes de sentir prazer no que fazem e de se entusiasmar com sua profissão e com a própria vida – efeitos totalmente contrários aos planos dos pais que agem com a intenção de preparar as crianças para um futuro melhor.

### Pare agora para pensar

A sociedade exige tanto do indivíduo adulto que os pais, na tentativa de preparar os filhos para a vida, acabam sobrecarregando a criança com compromissos. Mas será que isso é o melhor a fazer? Pense sobre isto:

1. Faça uma lista de todas as atividades e compromissos diários de cada um de seus filhos. Depois leia essa lista e avalie: essa é uma rotina normal para uma criança ou seus filhos estão sobrecarregados?
2. Obesidade, estresse, pressão e colesterol altos... Você identifica alguns desses sintomas em seus filhos? O que você acha que está provocando isso?
3. Seu filho tem uma infância alegre? Por que você acha que isso está acontecendo?

"Jesus, porém, vendo isto,
indignou-se e disse-lhes:
Deixai vir a mim os pequeninos,
não os embaraceis, porque dos
tais é o reino de Deus."

Marcos 10: 14

# 8. *Pais omissos, ou ausentes, comprometem a infância dos filhos*

Pais omissos, ou ausentes, forçam a criança a deixar de ser criança. Quando os pais não estão presentes no dia a dia do filho e na sua educação, a criança começa a perceber as falhas deixadas por eles e passa a ter atitudes mais próprias de adultos, tentando compensar essas faltas.

Em uma família que acompanhei, havia um menino de 11 e um de 3 anos. Eles ficavam com a avó a semana toda porque os pais eram separados e a mãe trabalhava fora.

Como a avó já estava cansada de tentar controlar o garoto menor, sem resultado, acabava deixando que ele fizesse o que quisesse. Quando a mãe chegava em casa do trabalho, cansada, também não tinha ânimo para educar a criança e fazia o mesmo: deixava o menor fazer o que bem entendia.

Nessa situação, o menino de 11 anos é que procurava orientar a avó e a mãe sobre como tratar o irmão menor. Assumindo para si a preocupação com os desmandos do irmão, ele dizia: "Mas, mãe, vó... Não pode ser assim! Não pode fazer tudo do jeito que ele quer...".

O garoto mais velho passou a tomar a iniciativa, tentando compensar a omissão da mãe e da avó. Porém, isso desestruturou suas emoções. Ele se tornou um garoto extremamente angustiado e deprimido. Sua infância estava sendo comprometida, pois ele tentava assumir o papel de homem da casa no lugar do pai ausente.

A omissão dos pais é um erro, mas muitas vezes vem exatamente do medo de errar. Por medo de errar com os filhos, muitos pais deixam de agir, deixam de tomar as atitudes que deveriam tomar.

É preciso compreender que é muito melhor errar do que se omitir, esperando que outras pessoas ajam em seu lugar, que eduquem seu filho, que consertem uma situação errada que você mesmo criou. Quando ninguém toma uma atitude para consertar essa situação, em geral a criança assume para si essa responsabilidade. E essa é a pior de todas as possibilidades, pois em geral significa, no mínimo, a perda da infância.

Outra maneira de omitir-se na educação das crianças acontece quando os pais tentam "compensar" os filhos por sua ausência, dando-lhes presentes, regalias e permissões inadequadas a sua idade. Essas atitudes de compensação são uma tentativa dos pais de preencher as lacunas no seu relacionamento com os filhos. O que os move é uma espécie de culpa por não desempenhar de forma adequada seu papel. Porém, agindo desse modo, incidem no mesmo erro que querem evitar: não dão aos filhos a chance de ter uma infância feliz e não lhes dão condições para crescer de maneira saudável.

É muito importante estar consciente de que prêmios, recompensas e presentes não devem ser substitutos de afeto, atenção, companheirismo e tantas outras coisas boas que devem existir entre pais e filhos. Quando isso fica bem claro, os relacionamentos em família melhoram significativamente e as crianças passam a contar com referenciais saudáveis para sua formação e sua felicidade.

Um filho precisa ter a chance de reconhecer no pai ou na mãe a figura de chefe de família. Isso lhe dá, no presente, uma tranquilidade maior para viver sua infância e, no futuro, lhe dará segurança e certeza para tomar decisões, construindo assim sua autonomia. Essa é uma das razões fundamentais para que o pai ou a mãe estejam presentes na vida dos filhos e exerçam seu papel de autoridade, além de amigo e companheiro, de incentivador do progresso de suas crianças.

Quando os pais não assumem esse papel, quando se omitem, os filhos ficam perdidos e inseguros. Passam a ser infelizes e, ao longo do seu desenvolvimento, apresentam desvios de comportamento. Tornam-se rebeldes e cheios de caprichos, achando que o mundo deve se dobrar às suas vontades. No futuro, serão adultos autoritários, dominadores, frustrados, manipuladores e infelizes.

Famílias com pais ausentes não permitem que as crianças tenham uma boa infância e desenvolvam uma personalidade equilibrada. Pais omissos comprometem significativamente a infância e o futuro dos filhos.

É importante entender que os pais precisam ter iniciativa e procurar educar corretamente os filhos. Se não sabem como fazê-lo, é importante procurar ajuda. Se errarem algumas vezes, que procurem aprender com os erros e se preparar para acertar nas próximas vezes. Mas jamais devem se omitir. A omissão, seja por qual motivo for, representa a entrega da infância e do futuro dos filhos ao acaso, à própria sorte.

### Pare agora para pensar

Por medo de errar com os filhos, muitos pais deixam de agir, deixam de tomar as atitudes que deveriam tomar. Mas a omissão é o pior de todos os erros. Pense sobre isto:

1. O que você entende quando ouve dizer que é pior se omitir do que errar na educação dos seus filhos?
2. O que você pensa daqueles pais que tentam "compensar" os filhos por sua ausência, dando-lhes presentes, regalias e permissões inadequadas a sua idade?
3. É possível dizer que seu filho reconhece em você a figura do chefe de família? O que lhe dá essa certeza?

"Em verdade vos digo:
Quem não receber o
reino de Deus como uma
criança, de maneira
nenhuma entrará nele."

Marcos 10: 15

# 9. *A falta de limites prejudica a vivência da infância*

A falta de limites é terrível para a formação da criança. Se você a educa sem limites, ela vive uma infância fora da realidade, pois acha que pode conseguir tudo o que quer, do jeito que quer, na hora que quer. A criança vai aprender a manipular os pais e, dessa forma, conseguir coisas que não são apropriadas a sua idade. A falta de limites torna as crianças malcriadas, chatas, inadequadas, inseguras e, acima de tudo, infelizes.

É muito importante estabelecer limites para seus filhos desde cedo. Quanto menor a criança, mais facilmente ela se ajustará às orientações. À medida que a criança cresce, a dificuldade de colocar regras aumenta muito. Daí para a frente, ela terá comportamentos cada vez piores, mais rebeldes, com consequências imprevisíveis.

O que sempre observo é que crianças sem limites em geral são tristes, quase não sorriem e parecem não ter momentos de alegria. Embora muitos pais imaginem que deixar os filhos à vontade os torna crianças felizes, o que ocorre é exatamente o contrário: elas se tornam inseguras, sem rumo, sem prazer e alegria de viver. A estrutura frágil da infância exige um adulto por perto, ditando as regras e assinalando os riscos, para que a criança possa caminhar de modo tranquilo e seguro.

Sem alguém que as controle e oriente, as crianças se sentem perdidas, sem saber o que fazer, sem entender o que acontece ao seu redor, o que acaba por gerar insegurança e medo e prejudica sua autoestima.

Meu conselho para os pais é que reparem sempre na expressão de seus filhos. A tristeza no rosto deles é a melhor indicação de que existem problemas de relacionamento entre eles e os pais. A criança não fala sobre suas tristezas até porque não as reconhece como tal e muitas vezes não sente que tem permissão para se expressar. Mas deixa transparecer nos olhos tudo o que lhe vai no coração.

É importante lembrar sempre que limites não são punições. São o apoio que você dá a seus filhos para que caminhem com mais segurança e vivam a infância com felicidade.

### Pare agora para pensar

A falta de limites torna as crianças indisciplinadas, mal-educadas, desajustadas, inseguras e infelizes. Pense sobre isto:

1. Você também acha que deixar os filhos à vontade os torna crianças felizes? Por que você pensa assim?
2. Você costuma olhar nos olhos de seus filhos? O que nota na expressão deles? Tristeza e apreensão ou alegria e tranquilidade?
3. Você acha que impor limites é o mesmo que castigar seus filhos? Por que você pensa assim?

"Ensina-me, Senhor, o teu caminho e guia-me por vereda plana..."

Salmo 27: 11 (a)

# *10. Uma separação mal resolvida faz os filhos se tornarem adultos mais cedo*

Quando os pais se separam, o amadurecimento dos filhos é muito mais rápido. Principalmente se as crianças acham que a separação tem a ver com elas e com seu comportamento - em outras palavras, quando os filhos se sentem culpados pela separação dos pais. Nessas condições, as crianças passam a fazer de tudo para agradar os pais e acabam tomando para si incumbências além da sua idade.

Além disso, as crianças começam a olhar o mundo de outros pontos de vista - que não são habituais para sua faixa etária - e mudam seu comportamento, agindo como adultos para evitar mais conflitos na família.

Outro aspecto bastante prejudicial à infância nesses casos é que a criança tenta assumir o lugar do pai que não mora mais com ela. Isso a faz tornar-se adulta precocemente. Por exemplo, no caso de um menino, é muito comum que a mãe o incentive a "tomar o lugar" do pai. Inconscientemente, sem maldade, ela cobra do filho mais velho atitudes de adulto, dizendo coisas como: "Agora você é o homem da casa", "Já que seu pai não está, é você quem tem de cuidar de tudo" etc.

Numa separação, geralmente os pais acabam dizendo para os filhos coisas que são produto da raiva e da emoção do momento, desabafos de sua frustração. A criança ouve e passa a agir de acordo com o que escuta, respondendo a essa desestruturação da família. Quando vê a mãe chorar, por exemplo, reprime as próprias emoções para proteger a mãe, ou culpa o pai por tudo o que aconteceu, ou, ainda, condena a mãe por não ter perdoado o pai... Isso tudo a coloca em contato com sentimentos e situações inadequadas a sua idade.

É óbvio que não podemos dizer aos pais que não se separem. Isso é algo que somente eles devem decidir. Mas não se pode negar que uma separação deixa sequelas profundas nos filhos. Uma separação, mesmo que bem resolvida, realmente tem o poder de fazer os filhos perderem boa parte de sua infância saudável.

## Pare agora para pensar

Em muitos casos, não é possível evitar a separação do casal. Mas é inegável que a separação causa um grande impacto nos filhos. Pense sobre isto:

1. Como você imagina que as crianças podem mudar de comportamento com a separação dos pais? Como isso pode afetar sua infância?
2. Que tipo de sentimento uma criança pode ter após passar por um processo de separação dos pais? Como é possível proteger a criança nesses casos?
3. Você já deve ter notado, em casos de pais separados, que a criança, muitas vezes, tenta assumir o lugar do pai, ou da mãe, que não mora mais com ela. Como isso pode afetar sua infância?

"Eu creio que verei a
bondade do Senhor na
terra dos viventes."

Salmo 27: 13

# *11. A influência dos meios de comunicação na descaracterização da infância*

Internet e videogames exercem grande influência na mudança dos valores da infância. Ao lado da TV, das revistas, dos filmes e de outros meios de comunicação, contribuem muito para a descaracterização dessa fase da vida de nossos filhos.

Hoje, na televisão, tem-se de tudo em qualquer horário. Até nos intervalos de programas para crianças são veiculados comerciais de produtos inadequados a sua faixa etária. Na internet, o acesso a sites pornográficos ou de conteúdo violento é extremamente fácil. Nos videogames, jogos que simulam matanças e violência são os que fazem maior sucesso entre as crianças.

Não existe um controle externo bom o suficiente para limitar o que as crianças veem na mídia, o que convém ou não que elas tomem conhecimento. Contudo, tenho certeza de que pode e deve haver um filtro na casa das famílias, determinado e acompanhado pelos pais, limitando aquilo a que as crianças têm acesso.

Mas os pais, em grande parte, parecem não se preocupar com isso. Fica mais cômodo e dá menos trabalho deixar as crianças à vontade. Afinal, os filhos, quando estão na frente do computador ou da TV, ficam quietos e não incomodam.

Por puro comodismo, os pais deixam tudo como está. Só que eles não têm a mínima noção do que os filhos estão vendo na TV ou fazendo na internet, ou que tipo de videogames estão jogando. Não sabem o que está entrando na cabeça dos filhos nem como isso está afetando sua infância... Ou como vai afetar sua vida de adulto.

É muito importante cuidar do que seus filhos veem e ouvem na infância, porque tudo aquilo a que damos atenção, que se vê ou ouve repetidamente, pode ser incorporado por nossa mente e nosso comportamento.

O foco no que é ruim fortalece o que é ruim. O foco no que é bom fortalece o que é bom. Em especial no caso das crianças, que estão totalmente abertas e receptivas aos novos aprendizados.

Por isso mesmo, não se pode deixar a criança totalmente livre para ver e ouvir o que quiser na TV, na internet, em revistas etc. É preciso fiscalizá-las e orientá-las. A seleção criteriosa das informações a que a criança tem acesso é fundamental. Mas, como isso é difícil, dá trabalho, geralmente os pais deixam essa tarefa de lado. Só descobrem tarde demais que os filhos pegaram o caminho errado.

É preciso entender que existe um conjunto de fatores – como amizades, escola, educação recebida, acesso a informações – determinantes na qualidade da infância de seus filhos e que traçarão o futuro deles. É fundamental que você saiba o que eles estão colocando dentro da mente, que tipo de pensamentos estão sendo estimulados.

É necessário acompanhar seu filho de perto, colocar limites ao que ele tem acesso e direcionar suas atividades para que ele tenha influências positivas na infância. Responda: você deixaria que um filho seu, adolescente, vivesse na companhia de menores infratores, de viciados, de pessoas que roubam e matam? É claro que não! Porque você tem receio de que ele seja influenciado por essas pessoas e tome caminhos errados.

Então, com muito mais razão, você não deve deixar que seu filho pequeno seja influenciado, durante a infância, por programas de TV, jogos, sites e outras mídias que o desviarão do bom caminho e lhe darão uma visão distorcida de vida.

O envolvimento correto dos pais na educação dos filhos e no que eles fazem no dia a dia determina a qualidade de sua infância e um crescimento sadio.

### Pare agora para pensar

A ênfase no que é ruim fortalece o que é ruim. A ênfase no que é bom fortalece o que é bom. Em especial no caso das crianças. Pense sobre isto:

1. Você tem um bom controle do que seus filhos veem na TV, na internet, nos videogames e nas revistas?
2. Você acha mais cômodo e menos trabalhoso deixar as crianças à vontade em vez de controlar tudo a que elas têm acesso?
3. Você tem ideia do que está entrando na cabeça de seus filhos ou de como isso está afetando sua infância? Ou de como vai afetar sua vida adulta?

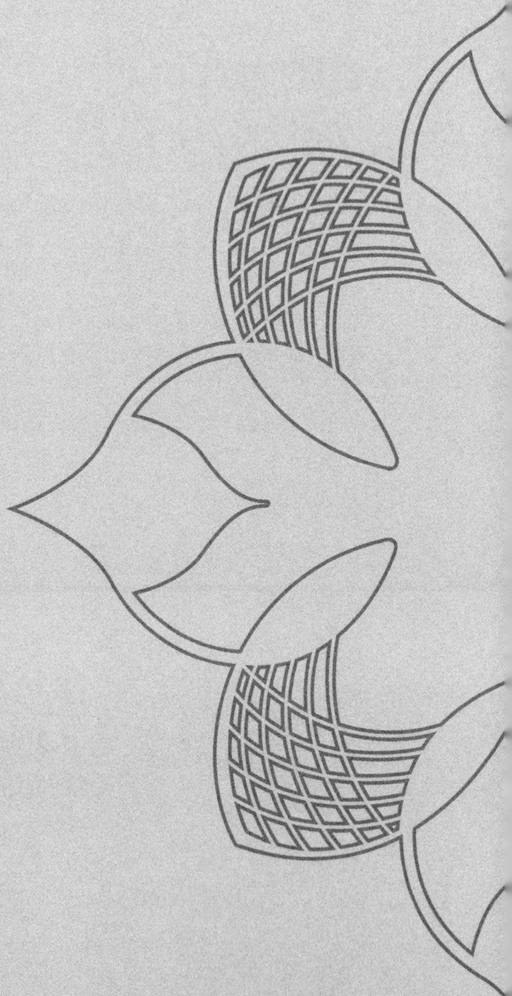

"Guia-me na tua verdade e ensina-me, pois tu és o Deus da minha salvação, em quem espero todo o dia."

Salmo 25: 5

# 12. *A erotização da infância*

Nos dias de hoje existe uma grande tendência à erotização da infância. Isso é terrível, porque queima etapas no desenvolvimento de nossas crianças. Informamos nossos filhos sobre coisas inadequadas a sua idade, as quais eles ainda não sabem como administrar – a criança recebe determinados estímulos e não sabe o que fazer com eles.

Podemos encontrar os mais diversos apelos sexuais em bancas de jornal, nas propagandas e programas de TV, em videogames, na internet... Tudo leva a criança a uma série de contatos e experiências que ela não tem como canalizar e que se sobrepõem às experiências próprias de sua faixa etária.

É claro que a curiosidade sobre a sexualidade é um fator natural da infância. Não há nada errado nisso, desde que os pais e os responsáveis pela criança lhe deem informações de qualidade sobre o assunto, além de cuidar para que essa orientação seja pertinente a sua idade.

O problema é que hoje estamos antecipando essas informações e, o que é pior, há um grande movimento para erotizar o assunto.

Quando a criança faz perguntas sobre sexualidade, esse é o momento certo de lhe dar informações sobre isso. Nem antes nem depois. Uma criança com desenvolvimento saudável – ou seja, que não é incentivada pela televisão, pelas revistas e por outros meios que aceleram a sexualidade em sua mente – costuma despertar para o assunto em torno de 4 a 5 anos de idade. É algo gradual e natural. Você não tem de apressar o processo.

Quando chegar a hora certa e a criança começar a perguntar, responda simplesmente, com naturalidade e clareza, o que ela quer saber. Responda apenas ao que ela perguntar. Não precisa ampliar sua resposta nem entrar em assuntos além do que foi perguntado. O processo todo precisa ser simples, sem antecipar as coisas.

A grande dificuldade atual é que as crianças estão sendo constantemente bombardeadas, desde muito cedo, por mensagens sobre sexo, sensualidade, sedução e violência. Muitos ganham dinheiro com esse quadro, o que os estimula a intensificar a sexualização precoce, envolvendo mais e mais nossas crianças e descaracterizando sua infância.

O preço da erotização da infância é alto demais. E são nossos filhos que irão pagar. Os conceitos deturpados sobre sexualidade transmitidos às nossas crianças não permitem que elas vejam o assunto com tranquilidade. Ficam confusas, amedrontadas, inseguras. Além disso, passam a entender a sexualidade como algo separado da união verdadeira de um casal, sem associá-la ao amor ou à busca de comunhão em seus relacionamentos afetivos. Passam a ver a sexualidade como algo fútil, vulgar, vazio, associado à pura satisfação do prazer sexual e, muitas vezes, à violência.

As consequências disso, além dos prejuízos decorrentes da infância que não foi adequadamente vivida, pois etapas foram puladas nesse processo, é que essas crianças se transformarão em adultos incapazes de se relacionar com um companheiro, com dificuldade de amar e sem as bases necessárias para construir relacionamentos afetivos fortes e duradouros.

## Pare agora para pensar

Podemos facilmente encontrar apelos sexuais em revistas, nas propagandas e programas de TV, em videogames, na internet... Tudo à disposição de nossos filhos. Qual é o impacto disso na infância deles? Pense sobre isto:

1. Como você vê essa realidade, em que, além da grande quantidade de informações sobre sexo disponíveis para nossas crianças, ainda há a erotização acentuada do assunto?
2. Que atitudes você está tomando para evitar os efeitos nocivos dessa realidade na educação de seus filhos?
3. Você já se surpreendeu com algum comentário ou atitude inadequada de seus filhos pequenos em relação à sexualidade? Como você reagiu? Você acha que sua atitude foi a mais adequada para o bem da criança?

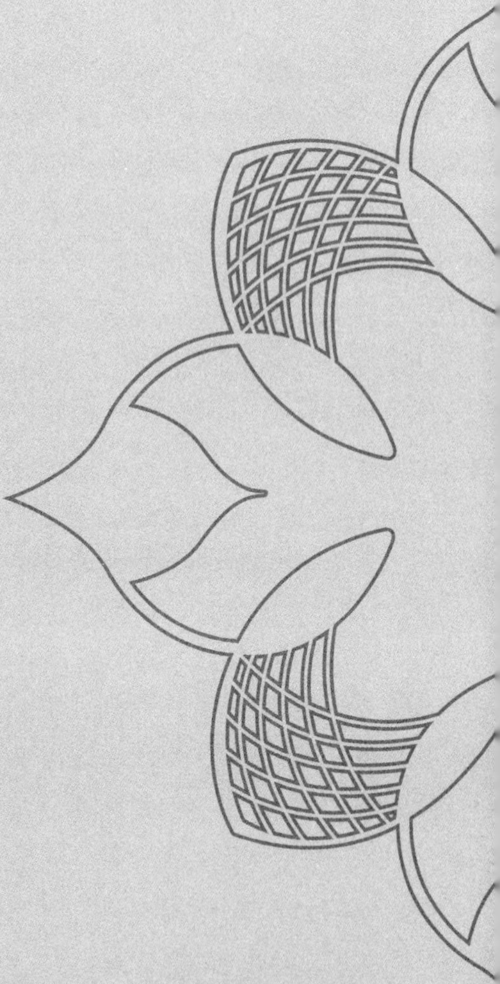

"Vinde, filhos, e escutai-me;
eu vos ensinarei
o temor do Senhor."

Salmo 34: 11

# 13. *O pequeno ditador em minha casa*

Crianças que não vivem plenamente a infância têm tendência a se tornar ditadores dentro da família. E o contrário também é verdadeiro: o ditador passa longe de viver uma infância feliz.

Será que você é um daqueles pais que recebem ordens dos filhos pequenos? Pense bem.

Essa situação sempre começa com a falha dos pais, que não colocam limites para as crianças. Sem limites, será apenas uma questão de tempo para que seu filho passe a ditar as ordens em sua casa. Ele vai exigir tudo que lhe der na cabeça, do jeito que lhe agradar, na hora que ele quiser. Um autêntico ditador, que não admite ser contrariado.

Se isso já está acontecendo em sua família, é importante que você saiba que esse comportamento está muito longe do ideal para uma criança. Se ela sempre força a barra para conseguir um "sim" a tudo o que quer, está perdendo boa parte da experiência da infância, época na qual precisa aprender a lidar com os limites naturais e necessários da vida.

É você quem sabe o que é melhor para seu filho. São os pais que têm de mostrar à criança o que é adequado a ela, e não deixá-la exigir o que quer, sem nenhum critério.

A falta de limites dá poder à criança e isso a faz viver de maneira desregrada; como resultado, ela deixa de aproveitar plenamente a infância.

Lembre-se: quando seu filho age como um ditador, ele se torna uma criança infeliz e insegura, pois está fora de seu papel infantil natural.

Por isso, uma boa prática diária, além de observar cuidadosamente o comportamento de seus filhos, é olhar nos olhos deles. Talvez você descubra neles uma sombra de infelicidade, que lhe dará indicações de que sua infância está indo pelo caminho errado – e de que você precisa corrigir com urgência o modo como se relaciona com eles.

## Pare agora para pensar

Quando seu filho age como um ditador, ele se torna uma criança infeliz e insegura, muito embora pareça o contrário. Pense sobre isto:

1. Você acha normal que seus filhos deem ordens dentro de sua casa? Como foi que você deixou que a situação chegasse a esse ponto? O que fazer para sair dessa situação?
2. O que você pensa sobre estabelecer limites para seus filhos? Isso é bom ou ruim? É necessário ou não faz diferença? Por que você pensa assim?
3. São os pais que determinam o que é mais adequado para as crianças, concorda? As coisas realmente funcionam assim entre você e seus filhos?

"Bem-aventurado o homem,
Senhor, a quem tu repreendes,
a quem ensinas a tua lei."

Salmo 94: 12

# 14. *O comportamento de meus filhos é normal?*

Como identificar se o comportamento de seus filhos é normal para a idade deles? Observando o nível de felicidade que eles demonstram. A criança que vive uma infância plena, que tem uma vida adequada à sua idade, é uma criança feliz.

Proporcionar uma boa infância, por incrível que pareça, não significa fazer todas as vontades da criança. Não é isso que a deixa mais feliz. Pode parecer que sim, mas é um engano. Atitudes desse tipo apenas iludem a criança e enganam os próprios pais. O que parece ser uma situação confortável para todos é apenas uma ilusão, que causa satisfação momentânea, mas depois traz muitos problemas.

Uma criança feliz é aquela que tem limites, que tem aquilo de que precisa na hora que precisa, que tem hora para brincar, para dormir, para comer, para passear... Enfim, tem hora para fazer tudo o que é próprio da infância e adequado à idade.

Não estamos falando aqui de uma criança robotizada, que só sabe seguir regras, sem emoção, sem naturalidade, sem vida própria. Estamos falando de uma criança que tem prazer de viver, que vive intensamente cada momento de sua infância.

O melhor termômetro que temos em relação à qualidade de vida de nossos filhos é exatamente o comportamento deles. Por isso é tão importante observar quanto a criança tem vivacidade e quanto suas reações estão dentro do que é normal para a idade. A melhor medida que temos para saber se tudo está bem com nossos filhos é seu grau de felicidade.

Quando você olha para seus filhos, vê neles a felicidade e a tranquilidade de quem se sente seguro e amparado? Observe-os com atenção.

Se você respondeu sim a essa pergunta, pode ter certeza de que eles estão tendo uma infância com comportamentos e atividades adequadas, bem como tudo de que precisam para ser saudáveis. Nesse caso, você está cumprindo com louvor seu papel de pai ou mãe. Mas, se ficou em dúvida, saiba que ainda é tempo de mudar algumas coisas para cuidar melhor de seus filhos. Vamos seguir juntos para que você possa perceber que a solução de suas incertezas está em suas mãos.

### Pare agora para pensar

A criança que vive uma infância plena, que tem um comportamento de acordo com sua idade, é uma criança feliz. Pense sobre isto:

1. Você pode dizer que seu filho é feliz? Se não, o que acha que falta a ele?
2. Você já se perguntou se o comportamento de seu filho é normal para a idade dele? Que dúvidas você tem quanto a isso?
3. Você costuma fazer todas as vontades de seu filho? Como se sente quanto a isso?

"Tu me tens ensinado, ó Deus,
desde a minha mocidade;
e até agora tenho anunciado
as tuas maravilhas."

Salmo 71: 17

# 15. *Meu filho amadureceu muito cedo*

Nem sempre os pais têm consciência de como anda o desenvolvimento dos filhos. Talvez você esteja se perguntando se o crescimento de seu filho está atrasado ou adiantado. Mas nem sempre isso é o mais importante. O que importa mesmo é perceber se o amadurecimento dele está de acordo com sua idade. Em outras palavras, verificar se seu filho está vivendo uma infância recheada de atividades próprias a casa fase de seu desenvolvimento.

O mundo está mudando cada vez mais rápido e oferecendo novas opções a nossos filhos a cada dia. Algumas são positivas, algumas nem tanto e outras são totalmente condenáveis. Cabe aos pais acompanhar tudo o que os filhos experimentam como estímulos ao seu desenvolvimento, para poder selecionar o que realmente interessa e descartar tudo o que oferece riscos à infância de suas crianças.

O amadurecimento precoce da criança interfere no ciclo natural de seu desenvolvimento e não faz bem à formação de sua personalidade, além de gerar ansiedade e estresse na criança, impedindo que ela tenha uma infância feliz. Mas como saber se seu filho está amadurecendo depressa demais?

Talvez sua filha de 5 anos já faça questão de escolher as próprias roupas – e, pior, as roupas que ela prefere são sempre aquelas que imitam modelos mais adequados a adolescentes ou até mesmo a mulheres adultas. Isso é um sinal de que a atenção dela está além dos interesses da infância.

Quem sabe você tenha envolvido seus filhos em tantas atividades que já não consiga vê-los como crianças? Não os vê brincando, se divertindo, rindo, descontraídos. E já não há em seus olhos aquele brilho próprio da infância.

Talvez seus filhos passem tempo demais em frente à TV e apresentem comportamentos e conversas impróprios para sua idade. "Que bonitinho!... Como ele é esperto!" é o que muitos pais dizem, cheios de orgulho, quando o filho fala algo inesperado e mais apropriado a crianças mais velhas ou a adultos. Mas não percebem que alguma influência externa está estimulando o filho a pular etapas de seu crescimento.

Será que você já ouviu seu filho conversando com um amiguinho sobre sexo? Preste atenção ao que eles dizem. É bem provável que você se surpreenda com as coisas que eles falam.

Esses pequenos detalhes, quando observados pelos pais com cuidado e critério, ajudarão a identificar se as crianças estão tendo um desenvolvimento normal ou se estão sendo conduzidas para um amadurecimento antecipado.

É muito importante que pais e responsáveis pela educação de nossas crianças tenham consciência da necessidade do amadurecimento gradativo, passo a passo, sem pular etapas. E que acompanhem de perto esse processo, para corrigir a tempo os prováveis desvios. Tão relevante quanto não forçar situações que estimulem a precocidade dos filhos é protegê-los das influências que os arrastem para esse caminho.

Uma das maneiras mais importantes de preservar a infância plena é a simplicidade do relacionamento entre pais e filhos. Brincadeiras simples, um tempo para conversar, para saber o que o filho pensa e contar a ele o que você pensa. Esse diálogo está ausente hoje em dia. Os pais só falam com o filho para dar sermão ou bronca, para cobrar coisas de modo superficial, fazendo de conta que estão interessados no filho e que estão cumprindo seu papel de pais.

A simplicidade da convivência entre pais e filhos faz parte dessa infância plena, de viver essa fase como ela deve ser, com a participação da família. Simplicidade que é conseguida reservando-se um tempo de qualidade para todos estarem juntos, vivendo momentos de entrosamento e comunhão.

### Pare agora para pensar

Cabe aos pais acompanhar as vivências os filhos para poder selecionar o que beneficia seu crescimento e descartar tudo o que for prejudicial. Pense sobre isto:

1. Você considera que seu filho está tendo uma infância normal? Ou lhe parece que ele está amadurecendo depressa demais?
2. Quando seu filho diz algo próprio de crianças mais velhas ou de adultos, que sensação isso lhe causa: satisfação ou preocupação? Por quê?
3. Você pode dizer que seu relacionamento com seus filhos é simples e natural? Ou você sente dificuldade em se relacionar com eles?

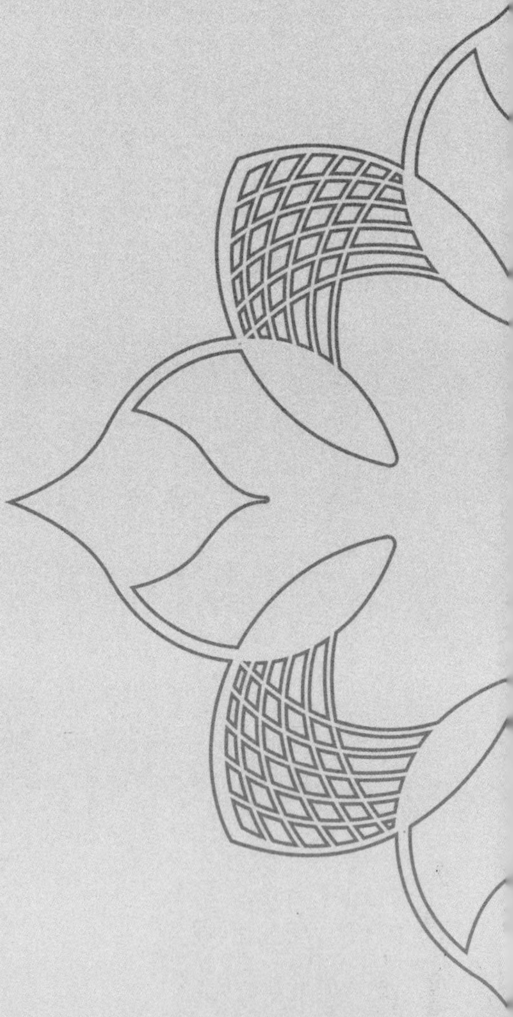

"O que atenta para o
ensino acha o bem,
e o que confia no
Senhor, esse é feliz."

Provérbios 16: 20

# 16. *Estou dando a meus filhos condições para que tenham uma infância feliz?*

Não podemos negar ou ignorar a realidade de hoje se queremos dar a nossos filhos as condições ideais para uma infância feliz. A inadequação dos pais às exigências dos tempos modernos é um dos principais fatores que levam à perda da infância pela criança.

As informações e os recursos tecnológicos atuais ampliaram muito as possibilidades de desenvolvimento de nossas crianças. Seria no mínimo insensatez ignorar tudo isso ou manter a criança à parte dessa realidade.

Porém, aumentaram também os riscos de exposição de nossos filhos a elementos inadequados a uma infância saudável e feliz. Por isso, a presença dos pais, acompanhando com cuidado todo o desenvolvimento da criança, é primordial.

Mais do que em outras épocas, os pais precisam dedicar um tempo para estar ao lado dos filhos. Mas não basta que seja um tempo qualquer, em que o pai não se envolva efetivamente com a criança. As condições para uma infância feliz envolvem principalmente *tempo de qualidade* na convivência familiar e consciência dos pais quanto à realidade que os cerca.

É fundamental que os pais dediquem tempo e atenção à observação do comportamento dos filhos, à troca de experiências com eles, à orientação deles e ao lazer em família.

Veja se este é seu caso: muitos pais não têm paciência com os filhos, não curtem ficar com eles, não têm emoção quando se relacionam com suas crianças, não desfrutam desse relacionamento tão importante para eles e para os filhos.

Talvez você seja como um dos inúmeros pais que, hoje em dia, não têm muito tempo para estar com os filhos. Nesse caso, quero reforçar uma ideia fundamental para você pensar a respeito e colocar em prática: o mais importante não é a quantidade de tempo de que você dispõe para estar com seus filhos, mas a qualidade dos momentos que você passa com eles.

O problema é que muitos pais acham que os filhos lhes tiram a liberdade, não deixam que façam as coisas que querem fazer. Dessa maneira, os filhos são vistos mais como uma responsabilidade, um compromisso, um peso e uma obrigação do que como uma parte boa da vida. Esses pais são incapazes de compartilhar um pouco de seu tempo livre com os filhos; quando o fazem, é por pura obrigação. Não há qualidade nesse tempo que passam juntos e não há proveito nesse relacionamento, nem para eles nem para as crianças.

Outros pais simplesmente se desobrigam da educação dos filhos e com isso privam a si e às crianças de uma experiência enriquecedora, que daria prazer e traria felicidade para ambas as partes ao longo de toda vida.

É preciso resgatar a cumplicidade, a amizade, o companheirismo e os valores que envolvem a relação pais-filhos. Isso é o que realmente importa se o que você deseja é dar condições a seus filhos para que tenham uma infância realmente feliz e um futuro enriquecedor.

## Pare agora para pensar

A inadequação dos pais às exigências de hoje é um dos principais motivos para que nossas crianças percam sua infância. Pense sobre isto:

1. Você tem consciência de quanto aumentaram os riscos de exposição de nossos filhos a elementos inadequados a uma infância saudável? Como você lida com isso?
2. Você dedica regularmente tempo e atenção para observar o comportamento de seus filhos? O que você percebe na maneira como eles agem?
3. Você costuma dedicar um tempo de qualidade para seus filhos? Com que frequência? Você acha que isso é o suficiente?

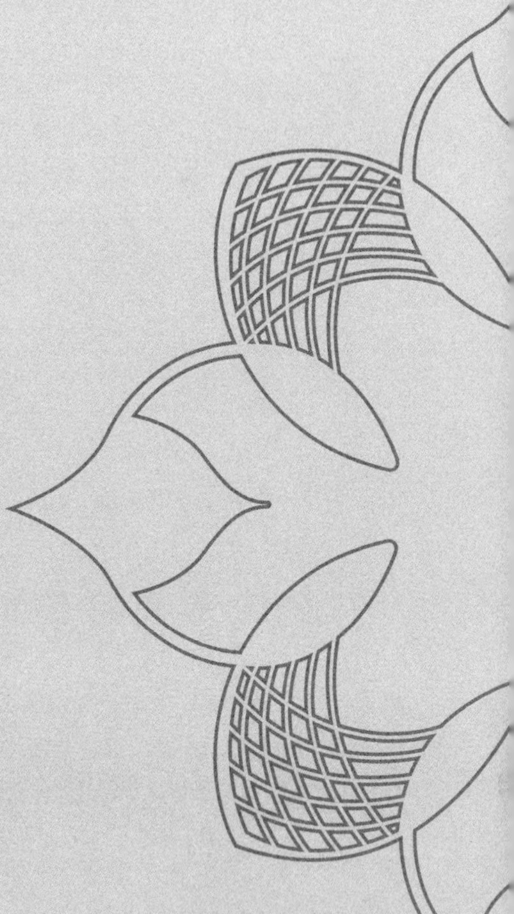

"O coração do homem traça
o seu caminho, mas o
Senhor lhe dirige os passos."

Provérbios 16: 9

# *17. Meus filhos são muito diferentes da criança que eu fui*

As crianças de hoje são muito diferentes das de antigamente, porque a gente vive numa época diferente, na qual o acesso a informações, a liberdade e até mesmo os valores são diferentes. As possibilidades são mais amplas, e o tempo dos pais para estar com os filhos é menor.

Você se lembra de sua infância? Acredito que você pode identificar de imediato várias coisas boas daquela época que hoje praticamente não existem mais. Que influência essas vivências exerceram em sua personalidade, tornando-o quem você é hoje?

Creio também que não lhe seja difícil identificar fatos desagradáveis de sua infância, que você não gostaria de repetir com seus filhos.

A realidade de hoje é outra, sua experiência de vida é outra, mas a condição de ser pai, na essência, não mudou. Por desejar o melhor para seus filhos, tenho certeza de que você busca respostas para todos os desafios atuais, a fim de dar às suas crianças uma infância feliz e um futuro promissor.

Mas também é verdade que as dificuldades de educar filhos aumentaram. Aquela noção básica de família e de valores se perdeu bastante, o que gera muita incerteza e insegurança nos relacionamentos entre pais e filhos. O respeito à autoridade dos pais está enfraquecido, principalmente porque os pais de hoje atuam com permissividade excessiva, o que faz os filhos não reconhecerem sua autoridade. Além disso, hoje existe menos aconchego nas famílias, menos cumplicidade, menos confiança mútua, o que também contribui para uma infância mais problemática.

Com tudo isso, seus filhos são muito diferentes da criança que você foi. Até mesmo por uma questão de evolução, a infância se modificou para se adaptar às condições do mundo atual. Mas o papel de pai continua sendo o papel de pai e exige consciência e posicionamento a fim de dar aos filhos aquilo de que eles precisam para ter na infância uma base segura e tranquila, um alicerce para se tornarem adultos saudáveis e realizados.

Cabe aos pais resgatar os aspectos importantes da infância dos filhos e avaliar tudo o que está à volta deles, influenciando sua educação e sua qualidade de vida.

A grande quantidade de informações disponíveis às crianças atualmente pode ser algo bom, ou pode ser ruim. Se não houver algum tipo de controle, algum tipo de filtro, isso não será nada bom. Estando expostas a todo e qualquer tipo de informação, elas não terão uma infância saudável: o acesso a informações inadequadas à idade queima diversas etapas de seu aprendizado e de seu desenvolvimento.

Porém, se toda essa riqueza de possibilidades for bem administrada, organizada e capitalizada, se for canalizada na direção certa, será algo muito bom, com excelentes resultados para o desenvolvimento infantil.

As diferenças entre a infância de hoje e a de antigamente são muitas. Por isso seus filhos são tão diferentes da criança que você foi. Mas isso é bom. Desde que saibamos respeitar essas diferenças e direcioná-las a fim de obter o melhor para nossos filhos.

## Pare agora para pensar

Como pai e mãe que deseja o melhor para seus filhos, tenho certeza de que você procura respostas aos desafios contemporâneos a fim de proporcionar às suas crianças uma infância feliz. Portanto, quero lhe pedir que pare agora e pense sobre isto:

1. Seus filhos são muito diferentes da criança que você foi. Você concorda? Em que eles são diferentes? Você acha que isso é bom ou ruim?
2. Nos dias de hoje parece haver menos aconchego nas famílias, menos cumplicidade, menos confiança mútua. Comparando com sua infância, como você vê seu convívio com seus filhos? O que você pode fazer a respeito?
3. Você acredita que toda essa disponibilidade de informação para as crianças pode trazer melhorias ao relacionamento delas com os pais? Ou você acha que isso é prejudicial?

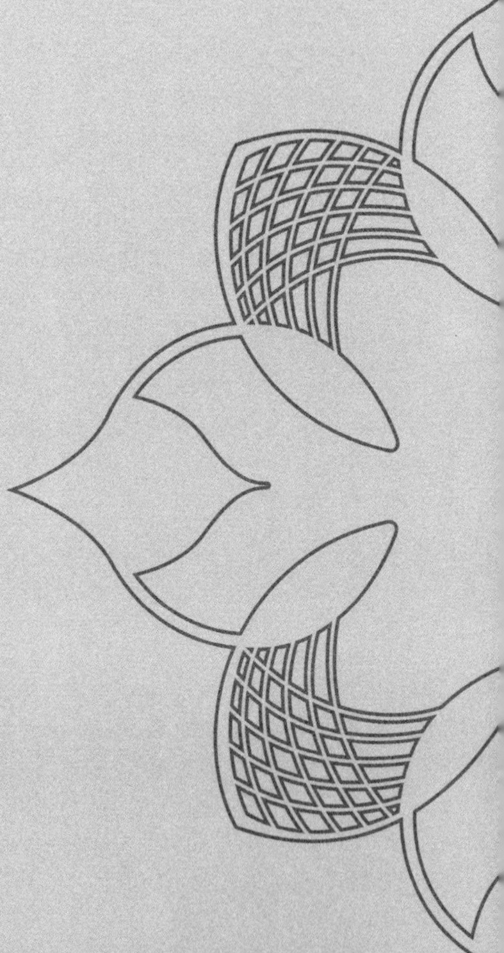

"As praças da cidade
se encherão de
meninos e meninas, que
nelas brincarão."

Zacarias 8: 5

# *18. Ajude seus filhos a brincar mais e melhor*

Seus filhos precisam de brinquedos e brincadeiras próprios para cada idade. E também precisam que você brinque com eles.

Atualmente existem inúmeros brinquedos educativos, somados às brincadeiras tradicionais de nossa infância, que ajudam a fortalecer os laços familiares e tornam a infância mais agradável e completa.

Porém, não se deve esquecer da importância da participação dos pais nos jogos e brincadeiras. Os pais são referenciais importantes para a criança, e sua participação nas atividades infantis contribui positivamente para uma infância mais tranquila e prazerosa e para a consequente formação de adultos sadios.

A interação do pai e da mãe com os filhos permite direcionar o aprendizado infantil, criando vínculos importantes dentro da família e dando às crianças a segurança necessária para que se desenvolvam.

Hoje em dia existe um grande número de jogos educativos, estudados e desenvolvidos cuidadosamente para cada idade, com propósitos muito bem definidos, visando o desenvolvimento adequado de cada faixa etária. Essa classificação dos brinquedos é importante e precisa ser respeitada, pois ajuda no desenvolvimento motor e psicológico da criança, auxiliando na formação correta de sua personalidade.

Mas não devemos esquecer aqueles velhos brinquedos e brincadeiras de nossa infância, que ainda podem agregar enorme benefício ao desenvolvimento de nossos filhos, especialmente quando participamos com eles dessas atividades.

Hoje é muito comum ver crianças das mais variadas idades envolvidas com videogames e jogos na internet. Não há nada errado nisso, desde que o tempo dessas atividades seja bem dosado e que os jogos sejam adequados à sua idade, sem violência nem erotismo.

Quanto ao uso da TV pelas crianças, vale a mesma recomendação: evite excessos, erotismo e violência. Seja um censor daquilo a que seus filhos assistem e mostre-lhes a importância de serem cuidadosos com o que veem e ouvem.

Além disso, uma criança que fica na frente da TV por várias horas todos os dias passa grande parte do tempo assistindo passivamente à programação, sem a oportunidade de interagir com o ambiente. Isso predispõe sua personalidade a uma passividade perigosa, que pode resultar em dificuldades de relacionamento no futuro.

Mais um alerta: é preciso cuidado ao corrigir o envolvimento excessivo, ou errado, das crianças com essas atividades para não incorrer em outros problemas ou, no mínimo, não desperdiçar esforços. Por exemplo, se você cortar o uso excessivo e inadequado do videogame, ou da TV, precisa dar a seu filho uma alternativa tão ou mais interessante. Caso contrário, será impossível fazer essa mudança. Deixar a criança sem opção não funciona.

Quando você oferece outras atividades à criança, que sejam mais adequadas e pelas quais ela se interesse, ela esquece aos poucos sua fixação por TV, internet, videogame, de modo bastante natural.

Existem diversas opções de brinquedos e jogos que não são nem muito caros nem muito sofisticados. São jogos fáceis e agradáveis, com os quais você não precisa gastar muito dinheiro, e que podem resgatar na criança o prazer de brincar de forma saudável.

Além disso, você ainda pode pular corda com ela, jogar pião e bolinha de gude – entre tantas outras brincadeiras da sua infância que ainda são muito divertidas e instrutivas.

O interessante é que existem muitos brinquedos antigos, da época em que você era criança. Está aí uma boa chance de voltar a brincar, agora com seus filhos.

Quando os pais brincam com os filhos, resgatam a criança que foram e que ficou esquecida. Isso dá aos filhos a chance de ver os pais sendo crianças, brincando com eles e mostrando que são bons em certos jogos. Dessa maneira, os filhos criam admiração pelos pais e veem neles companheiros mais próximos. A criança aprende com o pai e passa a admirá-lo.

Isso abre espaço para o pai contar à criança um pouco de sua história, de sua infância, falar dos campeonatos que ganhou naquelas modalidades, quem eram seus amigos e tantas coisas mais, confissões que aproximam pai e filho. Isso é o que podemos realmente chamar de um tempo de qualidade com a criança. Esse tempo faz toda a diferença no relacionamento entre pais e filhos e na formação das crianças.

Esses momentos de diálogo, de conversa próxima, de cumplicidade e compartilhamento criam entre os pais e as crianças vínculos importantíssimos. O pai deixa de ser um estranho para a criança e a criança passa a se abrir mais com ele, criando um relacionamento saudável e de confiança. Essa é a porta que leva seus filhos a uma infância feliz e sadia e lhes prepara um futuro promissor.

### Pare agora para pensar

Os pais são referenciais importantes para a criança, e sua participação nas atividades infantis contribui positivamente para uma infância mais tranquila e prazerosa. Pense sobre isto:

1. Você costuma fiscalizar o que seu filho aprende com a TV, a internet e os videogames? Você pode dizer, com a consciência tranquila, que eles não estão sendo mal influenciados?

2. Você já experimentou ensinar a seus filhos aquelas velhas brincadeiras de sua infância? Já jogou com eles aqueles jogos que o divertiam tanto? Que tal fazer isso agora?
3. Em que você era bom na sua época de criança: jogar pião, bolinha de gude, empinar pipa? Que tal ensinar essas brincadeiras a seu filho e conquistar-lhe a confiança e a admiração?

"Toda a Escritura é inspirada por Deus e útil para o ensino, para a repreensão, para a correção, para a educação na justiça."

2 Timóteo 3: 16

# 19. *Ensine seu filho a ser responsável sem deixar de ser criança*

Atribua a seus filhos responsabilidades certas, na medida e nos momentos certos. Ensine-lhes responsabilidade, mas não exija deles comportamento de adulto.

O segredo é dar responsabilidade a eles, mas sabendo o que se pode exigir deles, sem pedir nem mais nem menos do que isso. Não subestime a criança nem queira forçar seu desenvolvimento; não extrapole nem se omita. Tudo tem de ser na medida certa para a idade do seu filho.

Sempre oriento os pais dizendo que, à medida que a criança cresce, ela precisa aprender a tomar banho sozinha, a se vestir, a guardar os brinquedos, a comer sem ajuda. Muitos pais acham que é mais rápido e tranquilo fazer tudo pelos filhos. Desse modo, não dão chance às crianças de desenvolver autonomia, e elas acabam se tornando adultos dependentes, que não fazem nada sozinhos, que precisam dos outros para tudo.

As crianças precisam assumir os cuidados pessoais de acordo com a idade e, à medida que crescem, receber outras responsabilidades, incluindo tarefas domésticas. Podem pôr a mesa, arrumar o quarto, fazer a cama e cuidar de vários pequenos afazeres do dia a dia, mas sempre de acordo com as limitações de sua idade. Antes de atribuir à criança cada tarefa, cada responsabilidade, é preciso avaliar com cuidado se o momento é adequado e se ela está pronta para isso.

Algo simples, porém fundamental para a autoestima da criança, é que ela aprenda a tomar banho sozinha desde pequena. É claro que você deve supervisionar e, se necessário, ajudá-la, lavando atrás da orelha, lavando melhor seus pés etc. Mas é preciso que a criança se sinta importante e capaz de fazer as coisas por si mesma.

Assumir responsabilidades e tarefas é muito importante para a criança porque ela vai se sentir valorizada e capaz, além de desenvolver uma base mais justa e adequada de convívio com a família e com outras pessoas.

É muito importante que, desde a infância, a criança sinta que pode aprender tudo o que for necessário e vir a fazer tudo direito. Isso contribui muito para a autoconfiança da criança e forma uma base bastante sólida para o desenvolvimento de sua personalidade.

Outro ponto importante que os pais precisam compreender é que, ao passar uma tarefa para a criança, precisam ensiná-la. Afinal, se não for ensinada, ela não vai saber fazer. E não adianta cobrar dela depois.

Esses são alguns pontos muito importantes que devem ser levados em consideração para criar filhos responsáveis e autônomos: respeite a idade da criança, dê-lhe responsabilidades de acordo com essa idade, ensine-a a realizar a tarefa que lhe foi atribuída e somente depois cobre, corrigindo os eventuais erros e ensinando novamente a forma correta de realizá-la.

Nunca cobre da criança que faça certo se você não lhe ensinou o correto. O que é certo no entendimento dela pode não ser o certo no seu entendimento. É preciso coerência no que você cobra de seus filhos.

Todo esse procedimento fortalece muito a autoestima da criança, e isso é fundamental. Precisamos pensar que estamos formando a personalidade do futuro adulto e ter em mente que esses conceitos que passamos para nossos filhos ficarão gravados para sempre na personalidade deles. Afinal, acredito que nenhum pai deseja ver seus filhos se transformarem em adultos infelizes, inseguros e dependentes.

Seus filhos precisam aprender a ser responsáveis, mas sem deixar de ser crianças. É importante que você contribua, que se dedique realmente e tenha a convicção de que é possível colocar isso em prática. O ponto de partida é organizar o dia a dia da criança e avaliar o que é possível e saudável lhe atribuir como tarefa, deixando sempre claro o que é de responsabilidade dela.

### Pare agora para pensar

Atribua a seus filhos responsabilidades certas, na medida e nos momentos adequados. Ensine-lhes responsabilidade, mas não exija deles comportamento de adulto. Pense sobre isto:

1. Você acha importante dar responsabilidades para seus filhos? Que tipo de responsabilidades você pensa que é adequado atribuir a eles?

2. Você já atribui responsabilidades para seus filhos? Quais? Considera que está fazendo isso da maneira certa? Em que você poderia melhorar nesse aspecto?
3. No que diz respeito às responsabilidades que você tem dado a seus filhos, você acha que os está subestimando, exigindo demais deles? Ou as responsabilidades estão na medida certa? O que o leva a pensar assim? O que você pode fazer em relação a isso?

"Servi ao Senhor com temor
e alegrai-vos com tremor."

Salmo 2: 11

# 20. *Não faça de seus filhos "miniadultos"*

Respeite a infância de seus filhos. Ajude-os a viver plenamente cada etapa, enxergando-os com a idade que eles realmente têm. Não queira que cresçam antes da hora nem lhes exija atitudes ou comportamentos impróprios à faixa etária. Criança tem de ser criança, acima de tudo.

Nossos filhos têm cada vez mais contato com assuntos e estímulos inadequados a sua idade, o que, em geral, os leva a se comportar como miniadultos, deixando de viver como deveriam. Esse é um processo que pode, literalmente, matar a infância.

É preciso reconstruir o mundo de seus filhos para que eles não sejam tratados como adultos prematuramente. É necessário reencontrar espaço para a expressão do afeto e dos sentimentos nos relacionamentos entre pais e filhos. É fundamental que seus filhos voltem a brincar e que você participe de sua vida infantil.

A criança de hoje é solitária, envolvida em tantas coisas que não são próprias de uma infância desejável, que perde até mesmo a noção do que é ser criança. Escola, inglês, balé, natação, espanhol, caratê, e Deus sabe lá mais o quê. É preciso parar de arrumar tantos compromissos para a criança e dar espaço para que ela viva mais naturalmente sua infância de brincadeiras e descobertas.

Nossas crianças estão sendo estimuladas a ter um desenvolvimento intelectual acelerado, mas seu lado emocional não consegue acompanhar essa maratona. Esse descompasso as torna cada vez mais estressadas, frustradas e deprimidas, perdidas nos próprios sentimentos e na sensação de inadequação constante.

Precisamos buscar o equilíbrio na infância de nossos filhos. É fundamental achar um meio-termo entre as responsabilidades próprias de cada fase e a liberdade de viver as coisas de criança.

Os pais hoje querem antecipar a profissionalização dos filhos. Acham que, quanto mais cedo eles aprimorarem e ampliarem seus conhecimentos, mais prontos estarão para a vida profissional. Mas esquecem que essa precocidade, caracterizada pelo excesso de compromissos na infância, é um desequilíbrio que cobra um preço bastante alto. Além dos prejuízos imediatos que se apresentam ainda na infância (como estresse, obesidade, diabetes etc.), outro fator é potencializado e pode contribuir para que todo esse esforço seja perdido: a criança pode vir a se transformar em um adulto não sociável, o que influenciará negativamente, e talvez até inviabilize, o sucesso profissional tão desejado pelos pais.

Essa realidade implica uma infância pobre, pouco feliz e desnorteada, que gera adolescentes desajustados e adultos frustrados e dependentes. Estimulamos o desenvolvimento intelectual precoce de nossos filhos, mas empobrecemos seu lado emocional e restringimos sua sociabilidade. Na vida adulta, isso se traduzirá em uma dificuldade de relacionar-se com o mundo, o que resultará em maus profissionais, parceiros egoístas, pais omissos e líderes sofríveis.

Não faça de seu filho um miniadulto. Escapar dessa armadilha não é tão difícil quanto parece. É preciso apenas boa vontade e conscientização das dificuldades que ele enfrenta. Dá trabalho, sim. Mas os resultados compensam qualquer esforço. Veja algumas dicas:

- Organize sua vida para que seu filho não fique tão sujeito às informações que lhe são disponibilizadas indiscriminadamente.
- Esteja mais presente na vida dele; participe mais de sua infância.
- Não crie expectativas irreais em relação a seu filho nem exija demais dele.
- Não cobre dele que se envolva com atividades impróprias à idade e não lhe imponha compromissos excessivos.
- Jamais compare o desenvolvimento de seu filho ao de outras crianças. Não queira que ele se desenvolva na mesma velocidade que os outros. Respeite sua individualidade.
- Estimule seu filho a brincar bastante. Participe das brincadeiras.
- Estimule seu filho a cooperar com os demais membros da família, porém sem sobrecarregá-lo ou exigir demais dele.
- Vista-o com trajes adequados à idade, e não como se fosse um pequeno adulto.
- Ensine, principalmente com exemplos, que ser útil aos outros traz mais satisfação do que uma postura individualista e fria.

Como são seus filhos? Se você quer que eles vivam plenamente a infância e não se transformem em miniadultos, precisa, antes de tudo, vê-los como crianças e respeitá-los como tais. Lembre-se: criança precisa brincar e você tem de compreender, aceitar e estimular isso.

### Pare agora para pensar

Não queira que seus filhos cresçam antes da hora nem lhes exija atitudes ou comportamentos inadequados a seu desenvolvimento. Pense sobre isto:

1. Você permite que seus filhos brinquem como crianças que são? Você participa ativamente da infância deles?
2. Você acredita que colocar seu filho no maior número de cursos possível, logo na infância, irá ajudá-lo a ter sucesso profissional no futuro?
3. Você tem reparado no comportamento de seu filho? Ele, algumas vezes, lhe parece estressado, frustrado e deprimido? A que você atribui isso? O que você pode fazer para ajudá-lo a viver melhor sua infância?

"O discípulo não está acima do seu mestre; todo aquele, porém, que for bem instruído será como o seu mestre."

Lucas 6: 40

# 21. *Dê à criança apenas o que é de criança*

Internet, celular, videogame, iPod *versus* carrinhos, bonecas, bolas... Qual é a importância de adequar os passatempos de seus filhos à idade deles? Como fazê-lo?

O mais importante é saber administrar o tempo de seu filho e a maneira como ele lida com tudo que existe à sua volta. Praticamente tudo pode ser aproveitado de forma positiva, desde que os pais organizem o tempo dos filhos e acompanhem e conduzam o modo como cada recurso é usado por eles.

Não adianta cortar o videogame, a TV e a internet, como se fossem os vilões da história. Você vai fazer a criança viver fora da realidade, o que não tem sentido, e, com toda certeza, vai limitar suas chances de sucesso. Mesmo se fosse possível isolar a criança dessa tecnologia toda, ainda assim isso não seria solução e só geraria mais problemas na formação dela. Ela se tornaria, no mínimo, um adulto alienado e ignorante dos recursos à sua disposição.

A criança precisa ter limites, mas isso não significa excluir o celular, o videogame, a internet... Seus filhos devem ter a liberdade de usufruir do que está à sua disposição, porém precisam de parâmetros de referência para orientar seu comportamento.

Dar à criança apenas o que é de criança é um objetivo que os pais precisam ter. Com tantas opções disponíveis, é muito comum que os filhos se envolvam com atividades, ou informações, inapropriadas para sua idade. É você, como pai, que deve acompanhar e controlar isso, oferecendo-lhes somente o que é saudável para cada momento de sua vida e na medida certa – nem mais nem menos.

Um exemplo que costumo citar, por ser uma realidade na vida de muitas crianças de hoje, é o uso excessivo de jogos eletrônicos e as distorções que isso pode causar na infância e na vida adulta de nossos filhos.

Os videogames exercem um encantamento forte nos jogadores, envolvendo-os em um prazer solitário, porém com a ilusão de que se está sempre acompanhado. O praticante interage com os personagens do jogo como se estivesse se relacionando com pessoas reais. Isso estimula um envolvimento cada vez maior com o jogo, até que vira um vício. Esse vício tira a criança da realidade e lhe inibe o senso crítico. Ela passa a viver num mundo de ilusão, onde confunde o que é real e o que não é. A situação é tão séria que hoje já existem grupos de atendimento aos viciados em jogos de computador. Portanto, precisamos ter cuidado especial com nossos filhos pequenos quando o assunto são os videogames e outras atividades que produzem efeitos semelhantes.

Em resumo, em tudo que envolve a infância de nossos filhos precisamos criar uma liberdade com limites. Isso é o que realmente importa e é saudável. Esses limites é que levarão ao equilíbrio na infância.

Esse equilíbrio significa que você, além de limitar e selecionar o uso desses recursos eletrônicos, precisa incentivar a criança a jogar bola, brincar com bonecas e carrinhos, participar de atividades com os amigos, sair com a família para passeios e tantas outras atividades que são próprias de uma infância saudável.

Porém, a realidade de hoje ainda apresenta outro desafio, que sempre mencionamos quando o assunto é a qualidade da infância de nossos filhos: os pais também têm tendência, como já dissemos, de envolver os filhos em compromissos excessivos. Impulsionados pela vontade de que os filhos se saiam bem na vida, tentam acelerar seu desenvolvimento intelectual e profissional, antecipando ou pulando etapas da infância.

É preciso compreender que o excesso de compromissos restringe a felicidade da criança. E felicidade é o que realmente importa. Por isso, é importante ter sempre em mente que criança precisa brincar bastante e de modo saudável. Deixe a preparação profissional de seus filhos para mais tarde, quando chegar o momento certo para cada coisa. Respeite o direito deles de viver seu tempo de criança.

Administre as atividades de seu filho e o ajude a tirar o melhor proveito de sua infância porque, com tantas opções à disposição, o uso correto do tempo se torna uma coisa bastante complexa. É preciso estar ao lado dele e incentivá-lo a ocupar seu dia a dia de modo equilibrado e saudável. A organização é fundamental nesse caso, e é você quem tem a responsabilidade de estabelecê-la.

A maioria das famílias me pede que as ajude a organizar seu tempo com as crianças. E elas estão certas quanto a essa preocupação. Quando você organiza o tempo e as atividades e estabelece uma rotina para a família, boa parte dos problemas se resolve.

Mas, em primeiro lugar, os pais precisam realmente querer essa organização e essa rotina. Tudo parte daí. É preciso sentar com a família, estudar o mais objetivamente possível seu dia a dia, tomar consciência dos problemas e perceber o que precisa ser ajustado e como se pode organizar e traçar essa mudança. Então, estabelecer uma rotina. Esse é o primeiro passo para adequar a ocupação do tempo de seus filhos à idade deles e tirar todo o proveito disso.

Em resumo, eis alguns dos pontos principais que precisam estar bem claros na mente dos pais ao traçar a rotina diária dos filhos – e da família, de modo geral:

- A criança precisa que os pais estejam presentes no seu dia a dia para tirar suas dúvidas e responder às suas perguntas, bem como para ampará-la em suas inseguranças.
- Ela precisa de alguém que brinque com ela. A criança não pode crescer isolada. Melhor ainda quando os pais brincam com ela.

- Ela necessita de interação com os pais para sentir o apoio de que precisa. Os pais devem ser seu porto seguro.
- Ela precisa de alguém – de preferência os pais – que lhe conte histórias que estimulem sua imaginação e edifiquem sua personalidade.
- Ela é prejudicada pelo excesso de compromissos. Afinal, nesse momento, brincar é muito mais importante que se preparar para a vida profissional futura.
- Brincadeiras saudáveis e brinquedos construtivos precisam ser oferecidos à criança.
- Internet, videogames, TV e outras atividades devem ser controladas pelos pais.

O objetivo maior dos pais precisa ser dar aos filhos o que é adequado e atuar para que eles tenham uma infância feliz. A organização é uma ferramenta poderosa para esse fim.

**Pare agora para pensar**

É importantíssimo adequar a ocupação de nossos filhos a sua faixa etária, permitindo que sua infância seja bem aproveitada. Pense sobre isto:

1. Você costuma estar presente no dia a dia de seu filho, tirando suas dúvidas e respondendo às suas perguntas, além de ampará-lo em suas inseguranças?
2. Você interage com seu filho constantemente, fazendo-o sentir o apoio de que ele precisa para ter uma infância tranquila?
3. Você costuma contar a seu filho histórias que enriqueçam sua imaginação e lhe despertem sentimentos nobres e dignos, que contribuam para a formação de sua personalidade?

"Instruir-te-ei e te
ensinarei o caminho que
deves seguir; e, sob as minhas
vistas, te darei conselho."

Salmo 32: 8

# 22. *Cinco passos para ajudar seu filho a viver melhor a infância*

A fim de que você compreenda a essência de tudo o que estamos falando, quero destacar os cinco passos que considero fundamentais para você ajudar seus filhos a viver melhor a infância:

## *Primeiro passo*

*Entender que a criança é simples e que ela precisa de um relacionamento igualmente simples, aberto e autêntico com os pais.*

Tenho uma amiga que tem quatro filhas. Certa vez uma delas perguntou à mãe se para ter um filho era preciso casar. A mãe respondeu que sim, e a criança completou: "Então, você se casou quatro vezes?".

Por aí você pode ver a simplicidade do pensamento da criança. Seu raciocínio é bastante básico e não devemos complicar nosso relacionamento com ela. É preciso enxergar e respeitar essa simplicidade da criança. Uma das coisas que sempre recomendo é que, quando seu filho perguntar algo, responda somente aquilo que foi perguntado, de modo claro, sem fantasias, sem se estender demais. Explique, mas não complique.

Em sua simplicidade, a criança tem características muito próprias, que precisam ser levadas em conta quando nos relacionamos com elas: elas são dependentes, sinceras, não lamentam o passado, têm confiança plena no futuro e alegria contagiante. Respeitadas essas características, a criança terá tudo de que precisa para viver uma infância feliz e se desenvolver de modo pleno e seguro.

Se nos ampararmos nas palavras de Jesus, veremos que Ele, ao falar da simplicidade da criança, se refere a essa qualidade como algo de grande valor: "Você pode ser tudo nesta vida, mas, se não tiver o coração simples de uma criança, de modo algum entrará no reino dos céus".

Isso nos sugere que, além de respeitar a simplicidade da criança, devemos procurar aprender com ela e até mesmo imitá-la em sua pureza.

Você pode começar agora mesmo a procurar a simplicidade no relacionamento com seus filhos. Veja algumas formas de fazer isso e, ao mesmo tempo, reviver a própria infância:

- Que tal tomarem banho de mangueira no quintal?
- Ou tomar uma chuva rápida de verão enquanto correm para casa rindo e se divertindo muito?
- Andar de bicicleta, juntos, no parque.
- Comprar papel de seda, linha, varetas e cola e fazer uma pipa. Depois sair para empiná-la no parque.
- Pegar aquela meia de seda velha e fazer uma bola de pano. Depois ir para um local tranquilo e jogar futebol.
- Ensinar a seu filho o que é um carrinho de rolimã. Que tal construir um agora? E depois irem juntos testá-lo?
- Que tal brincar de casinha com sua filha enquanto faz o almoço? Ela pode trazer suas panelinhas de brinquedo e aprender com você enquanto brinca de fazer comidinha.
- Passar um final de semana no sítio e colher frutas no pé.
- Montar um balanço no galho de uma árvore e passar horas brincando.

- Sentar à noite junto de uma fogueira, assar batatas e contar histórias.

São muitas as opções, todas simples e que dão enorme prazer. Estimulam o afeto, a cumplicidade e o sentido verdadeiro de família.

A simplicidade é a base da felicidade. A infância não é uma coisa complicada e não a devemos complicar. Temos de perceber sua simplicidade e agir de acordo.

Criança precisa viver a infância sem estresse, sem pressões, sem cobranças desnecessárias, tendo respeitada a simplicidade de sua natureza.

## *Segundo passo*

*Reservar tempo de qualidade para o relacionamento e a convivência com seus filhos.*

Hoje em dia, os pais se queixam muito de não terem tempo para estar com os filhos, para cuidar deles como deveriam. As muitas obrigações a que estão sujeitos reduzem significativamente não só seu tempo de lazer, mas também aquele tempo disponível para o convívio com suas crianças e para educá-las.

Mas a grande verdade é que muitos pais, não importa quanto tempo tenham disponível, não conseguem aproveitá-lo nem se tornar uma presença marcante e positiva na vida dos filhos. Eles não costumam priorizar as necessidades das crianças em detrimento das demais coisas a que normalmente dão atenção.

Costumo citar como exemplo o caso da mãe que trabalha fora e passa pouco tempo em casa. Em suas horas livres, ela tem uma lista de pendências domésticas e passa a se ocupar delas, deixando os filhos de lado. Não lhe ocorre que os filhos são suas maiores prioridades e que sua maior pendência é ficar com eles.

Mas existe também a mãe que não trabalha fora, passa o tempo todo em casa, porém não dedica seu tempo aos filhos. Está sempre muito ocupada com os afazeres domésticos, ou com a novela das seis, e a das sete, e a das oito, ou com a cabeleireira, ou com as amigas, ou sabe-se lá com o que mais. Tem tempo para tudo, menos para os filhos.

Lembro-me do caso de uma mulher que tinha uma filha de 5 anos e seu maior prazer era, pela manhã, colocar a filha no transporte escolar que levaria a criança para a escola e só a traria no final da tarde. Com a filha na escola, essa mãe podia cuidar somente dela mesma: horas de academia, salão de beleza, massagens e tantas outras coisas para satisfazer seu ego distorcido. Quando a criança chegava em casa, a mãe não lhe dispensava o mínimo de atenção, nem cuidados, porque estava sempre ocupada com o próprio umbigo.

Por isso digo sempre que não importa tanto a quantidade de tempo que os pais tenham para os filhos, desde que esse seja um tempo de qualidade.

Porém, deve-se tomar certo cuidado ao interpretar essa afirmação. Essa não pode ser uma desculpa para a escassez de momentos de convivência com seus filhos. A expressão "tempo de qualidade" não deve servir como instrumento de alívio de consciência para pais que não se comprometem a estar com os filhos. O maior erro é entender que alguns "momentos de qualidade" com os filhos compensam a falta de interesse dos pais em passar mais tempo com eles. É como dizer para si mesmo: "Tudo bem! Vou cuidar antes das coisas que quero e gosto de fazer. Depois passo algum tempo de qualidade com meus filhos e tudo vai ficar certo!". Engano terrível, não é mesmo? Sua prioridade deve ser sempre seu filho.

É fundamental entender que a qualidade do tempo que você passa com suas crianças é muito importante. Contudo, quanto mais tempo de qualidade vocês tiverem juntos, melhor!

Mas o que é "tempo de qualidade"? Vamos analisar os seguintes exemplos.

- Um pai brinca de montar um quebra-cabeças com o filho. Porém, enquanto o filho faz sua jogada, o pai não tira os olhos do noticiário na TV. Quando chega sua vez de jogar, ele se apressa em colocar sua peça rapidamente e volta a olhar para a TV. Você diria que esse pai está passando um tempo de qualidade com o filho?
- A mãe senta com a filha para verem juntas um filme infantil. Porém, enquanto a criança se empolga com a história, a mãe, sentada a seu lado distraidamente, faz as unhas. Você diria que essa mãe está passando um tempo de qualidade com a filha?
- Um pai tem pouco tempo para estar com o filho. Então, quando eles estão juntos, o pai permite que o filho faça

tudo o que quer. Ele não tem coragem de dizer "não" ao filho, pois acha que assim estará "compensando" o tempo que não passa com ele e não causará conflitos com a criança. Você diria que esse pai está passando um tempo de qualidade com o filho?

Quando falamos em tempo de qualidade, falamos da qualidade do relacionamento. Quando um pai está com o filho, sua atenção precisa estar totalmente focada na criança – em nenhum outro assunto mais.

Ter tempo de qualidade com seu filho significa vocês estarem realmente juntos e darem atenção total um ao outro. Não existe a possibilidade de você se dividir entre seu filho e outro foco de atenção. Você tem de estar inteiro com ele. Não adianta somente sua presença física. É preciso estar ali de corpo, mente e alma. É preciso que, naquele momento, seu filho se sinta a pessoa mais importante do mundo para você.

Psicólogos e especialistas em desenvolvimento infantil são unânimes em afirmar que os pais devem propiciar à criança contato físico, muito carinho, cuidados e atenção especial. Esses são elementos decisivos para a formação de adultos seguros e felizes. Isso é o que chamo de dedicar tempo de qualidade à criança.

Por isso, o tempo de qualidade não deve ser algo a ser utilizado "quando der". Respeitadas as restrições reais de sua vida, é preciso que todo o tempo passado com seus filhos seja realmente aproveitado com eles e que seja um tempo de qualidade. Não se permita passar um dia sequer sem ter um tempo de qualidade com seus filhos.

Tenha em mente que os momentos bons com seus filhos sempre irão ajudar muito em sua educação e a tornar sua infância mais feliz. Mas, se forem escassos, não vão compensar suas ausências constantes, sejam estas físicas ou emocionais.

Reservar tempo de qualidade para o relacionamento e a convivência com seus filhos tem de ser uma atitude diária, que vem como resposta à seguinte pergunta: "Que esforços posso fazer hoje para estar mais tempo com meus filhos e com as pessoas que amo?".

É fundamental separar um tempo de qualidade diariamente, não só para nossos filhos, mas também para nosso parceiro e para nós mesmos. Nossos relacionamentos e a educação de nossas crianças precisam muito desse cuidado e dessa atenção.

## *Terceiro passo*

*Organizar o dia da criança, estabelecendo rotinas para ela.*

Quando se fala em rotina, parece algo extremamente chato. Mas, na verdade, a rotina é apenas a organização do tempo para que se possa aproveitar tudo da melhor forma.

Assim, estabelecer uma rotina para seu filho é simplesmente organizar as diversas atividades que a criança tem no dia a dia, sem se esquecer, é claro, do lazer – uma parte importante da infância, mas que tem sido deixada de lado.

A rotina é útil e recomendável, mesmo que à primeira vista dê a impressão de ser algo complicado. Na realidade, ela simplifica a vida e os relacionamentos em família.

Organizar o tempo, de segunda a segunda-feira: isso é criar uma rotina. Mas é preciso contemplar também a participação dos pais na vida dos filhos, tanto quanto o tempo que as crianças terão para as diversas atividades, de acordo com a idade: tarefas domésticas, estudo, lazer, brincadeiras, descanso etc. Isso vale para os finais de semana também, quando em geral os pais têm mais tempo disponível para os filhos: é necessário organizar esse tempo extra dos pais para beneficiar as crianças e sua convivência com os pais e a família.

Muitos pais, nos finais de semana, saem para jogar futebol, para beber com os amigos, para um churrasquinho com o pessoal do trabalho e outros compromissos, mas não fazem programas que envolvam os filhos. Perdem a oportunidade de um contato maior com a criança, exatamente naqueles momentos em que estão mais relaxados e mais disponíveis. O que é muito ruim porque, além de perderem a oportunidade de ter um convívio mais gostoso com as crianças, os pais ainda lhes passam a ideia de que esses compromissos são mais importantes que elas.

É preciso que os pais aprendam a incluir a criança em sua programação diária, principalmente em seus horários de lazer. É importante reservar um tempo de qualidade para estar com os filhos. Organizar a rotina das crianças significa organizar também a rotina de vocês, pais, de modo que todos tenham um tempo juntos e possam se divertir sem nenhuma outra preocupação.

Outro ponto importante é que a rotina seja clara, objetiva e que esteja por escrito, em um lugar bem visível a todos, sempre disponível para ser consultada. Essa é a melhor maneira de proporcionar segurança para as crianças. Fazer um cartaz grande e colorido, com desenhos que as crianças entendam, é uma boa solução.

Mesmo que seus filhos ainda não saibam ler ou compreender esse planejamento, o importante é que essa rotina vai dar aos pais, aos irmãos mais velhos e a outros familiares a direção certa a seguir, ou seja, um referencial para lidar com a criança e para o convívio saudável em família.

Quando a rotina da casa está explicada por escrito não há como alguém dar desculpas por não cumpri-la. Dessa maneira, o dia a dia da casa fica mais organizado e o tempo de convívio entre todos passa a ser mais bem aproveitado, criando espaço para um relacionamento familiar mais tranquilo e propiciando aos filhos uma infância mais completa e feliz.

A criança sente maior conforto e segurança quando existe uma rotina definida e organizada para suas atividades. Ela passa a compreender melhor a forma como se relaciona com o mundo e com seus familiares, o que lhe dá cada vez mais capacidade de lidar com as situações de seu dia a dia.

Quando a criança ainda é muito pequena, os pais devem ter o cuidado de incluir em sua rotina, além das atividades ligadas à educação e ao lazer, os cuidados com suas necessidades biológicas, como alimentação, sono e higiene. O objetivo é respeitar sempre todas as necessidades da infância, para que seu filho seja realmente feliz.

Para implementar uma rotina diária bem-sucedida em sua casa, é importante considerar os seguintes pontos:

- Crie uma lista de atividades diárias específica para cada um de seus filhos, em linguagens compatíveis com a idade deles, e deixe-a em um lugar visível e de fácil acesso. Ensine-os a riscar os itens da lista à medida que os forem cumprindo.
- Respeite a idade da criança, adaptando cada item da lista a sua compreensão e capacidade de realização.
- Ensine a criança a executar cada atividade, a fim de que ela não sinta dúvidas nem insegurança quanto ao que você espera dela.
- Recompense a criança quando ela cumprir sua rotina. Você pode programar passeios especiais nos finais de semana ou agradar seu filho com algum presente.

- Nunca faça as tarefas por seus filhos. Caso eles não cumpram a rotina, é preciso reavaliar a situação e descobrir o que está errado. Porém, tenha cuidado. Antes de tirar conclusões erradas e se posicionar de modo inadequado, procure ver o que levou a criança a não cumprir o combinado. Importante: sempre que tiver de corrigir um comportamento, opte por disciplinar seu filho, isto é, por ensiná-lo, não por castigá-lo.
- Lembre-se sempre de que uma agenda muito cheia de atividades dificulta o estabelecimento e, principalmente, o cumprimento de uma rotina infantil saudável. Além, é claro, de estressar a criança e lhe causar ansiedade.
- Crie uma lista de atividades diárias específica para você também, levando em consideração a rotina de seus filhos, a fim de que você possa estar presente nas atividades conjuntas, além de poder acompanhar de perto o dia a dia de suas crianças.
- Sempre dê o exemplo. Muito do que as crianças aprendem vem de sua observação dos adultos, em especial os pais. Portanto, além de estabelecer uma rotina para si, deixe que seus filhos conheçam essa rotina e cumpra-a rigo-

rosamente. Isso vai ajudar suas crianças, pois você servirá como modelo de responsabilidade e autocontrole. É incoerência cobrar da criança que cumpra a rotina se você mesmo não cumpre sua parte do combinado.

## *Quarto passo*

*Educar com exemplos, não somente com palavras.*

Repare bem: a criança mente porque pai e mãe mentem. Os filhos gritam porque pai e mãe gritam. Imagine esta cena: um pai aos berros, mandando o filho "não gritar"... O que a criança vai entender dessa situação?

São os exemplos que contam mais do que as palavras. A criança é violenta porque vê a violência na TV, no videogame, na internet, mas também porque vê o pai ser violento no trânsito, ou com a mãe, ou com outras pessoas.

A criança precisa de referências e busca nos adultos um reforço para seus atos positivos ou negativos. Então, quando ela vê os pais terem comportamentos incoerentes com o que esperam dela, fica confusa. Mas sua tendência maior ainda será imitar os pais, independentemente do que eles aconselhem, mesmo que façam algo incorreto ou não recomendável.

Se dissermos que determinada atitude não é correta, mas, mesmo assim, a fizermos, a criança ficará insegura, não acreditará no que lhe dizemos e fará exatamente o que não devia, já que aprende muito mais pelo que vê do que pelo que ouve.

Há casos em que, por motivos diversos, determinada ação é permitida aos pais, mas não às crianças, por razões de capacidade, idade, segurança, adequação ou responsabilidade. Quando isso acontece, é importante explicar-lhes o porquê de as coisas serem assim, para não gerar conflitos em seu entendimento.

Criança precisa de limites e bons exemplos para poder ser criança de verdade e crescer de modo sadio. Você precisa decidir qual comportamento espera de seu filho. Mas, antes, precisa tomar consciência de qual tipo de comportamento está dando como exemplo a ele. Você é o principal referencial de seus filhos.

Segundo a Bíblia, os filhos são como flechas, e você tem de saber para onde vai lançá-las: "Como flechas na mão do guerreiro, assim os filhos da mocidade" (Salmo 127: 4). Você sempre vai me ouvir dizer isso, porque essa é a maior verdade no que diz respeito a educar suas crianças no contexto de uma infância feliz, guiando-as para uma vida adulta autônoma e significativa. Você tem de ter muito claro o alvo para onde pretende lançar seus filhos e deve direcioná-los da maneira correta, ou eles não atingirão esse alvo... Irão para qualquer outro lugar, diferente do que você deseja.

Mas é importante que esse alvo seja determinado com muito cuidado e que as suas ações para dirigir seus filhos sejam coerentes, respeitando a idade da criança, para não cometer excessos que prejudiquem seus filhos, mesmo quando sua intenção é boa. Além disso, é fundamental que você sirva de inspiração para seus filhos seguirem esse caminho.

A palavra dos pais perde valor quando eles não praticam o que dizem. A incoerência entre o que fazem e o que falam lhes tira a autoridade perante os filhos.

Se você diz a seu filho que precisa ser educado com os outros, mas trata as pessoas com grosseria, o que você imagina que ele vai aprender?

De que adianta você dizer para suas crianças que não maltratem ou não xinguem os outros se elas o veem fazendo isso no trânsito ou com seus empregados?

O que seus filhos pensariam se, apesar de você pregar a honestidade, eles o vissem enganando alguém? Eles prestariam mais atenção ao que **ouvem** você dizer ou ao que **veem** você fazer?

Uma situação bastante comum, e aparentemente inofensiva, é os pais mandarem a criança dizer, ao telefone, que não estão em casa, quando não querem falar com a pessoa que ligou. Depois de um episódio como esse, como você imagina que seus filhos receberão seu conselho de que não devem mentir?

Com o passar do tempo, presenciando cenas como essas, a criança se torna perturbada, confusa, insegura e propensa a também fazer coisas erradas, sem se sentir culpada. Afinal, foi você quem lhe deu o exemplo.

"O que o homem semear, isso também ceifará" (Gálatas 6: 7). O que o pai ensinar aos filhos com seus atos, mais do que com suas palavras, isso é o que eles aprenderão.

Os pais precisam andar **no** caminho, com os filhos, e não apenas ensinar-lhes **o** caminho. Essa é a grande diferença. **Andar no** caminho com os filhos significa estar ao lado deles ao longo do trajeto. "Ensina à criança no caminho em que deve andar, e ainda quando for velho não se apartará dele."

(Provérbios 22: 6). Apenas **indicar o** caminho aos filhos pode confundi-los se os pais seguem por um caminho diferente daquele que indicam. Nesse caso, estarão apelando ao famoso "Faça o que digo, mas não faça o que eu faço". Isso sempre dá péssimos resultados.

Esse tipo de comportamento, de ser coerente com o que se diz aos filhos, requer amadurecimento dos pais. Não deve ser uma coisa forçada. Eles precisam entender essa necessidade e assumir com convicção sua mudança de comportamento, de acordo com o que querem para os filhos. É uma postura que deve ser buscada com consciência e dedicação.

## *Quinto passo*

*Os pais não devem querer que os filhos realizem os sonhos frustrados que tiveram na vida.*

São inúmeros os casos de pessoas frustradas porque abraçaram a profissão que os pais escolheram para elas em vez de seguir a própria vocação.

Mas isso não acontece somente no aspecto profissional. Muitos pais, frustrados porque não tiveram uma infância feliz ou porque sua vida não tomou o rumo desejado, projetam nos filhos sua expectativa de realização pessoal, nos mais diversos aspectos. Acabam esquecendo que a criança tem sua individualidade, suas características, seus talentos, suas necessidades, e a forçam a ser aquilo que eles próprios queriam ter sido e não foram.

Você já sabe que é muito importante entender e respeitar a individualidade da criança em cada momento de sua infância. Se ela tem 2 anos, precisa fazer coisas de crianças de 2 anos; quando ela tem 7 anos, as atividades devem ser de crianças de 7 anos. Porém, muitos pais ainda querem que a criança ande antes da hora, fale antes da hora, aprenda certas habilidades antes da hora, porque em sua infância tiveram um primo, um irmão, ou um conhecido que era precoce e isso fez seus pais, tios ou avós estabelecerem comparações inadequadas, das quais sempre saíam frustrados.

Quantas crianças são obrigadas a estudar piano, a treinar futebol na escolinha do time preferido do pai, a fazer coisas que nada têm a ver com elas, simplesmente porque esse é um sonho dos pais que ficou perdido no passado e nunca foi realizado?

No seu caso, que destino deu aos sonhos que não conseguiu realizar? Será possível que também esteja querendo que seus filhos os realizem por você? Você já parou para pensar que isso pode virar o pesadelo deles – uma sina que carregarão pela vida toda, inibindo e sufocando seus desejos e os sonhos legítimos?

Nessa situação, a criança entra em um conflito interno, que muitas vezes se arrasta pela vida, tentando satisfazer os anseios dos pais e, ao mesmo tempo, se livrar dessa carga. Isso gera muito sofrimento. Os filhos ficam angustiados por fazer algo que não lhes dá prazer, que não fala a seu coração, mas ao mesmo tempo sentem culpa por não atingir as expectativas dos pais. É esse dilema que você deseja plantar na mente de seus filhos?

Esperar que seu filho realize seus sonhos, ou as aspirações de gerações anteriores, pode causar bloqueios sérios no desenvolvimento da criança, no equilíbrio do adolescente e na formação do adulto que ele virá a ser. Por essa razão, o melhor caminho é estar sempre presente para orientar seus filhos, porém deixar que vivam e realizem os próprios sonhos.

Quando a criança vive as coisas que são realmente dela, e não as frustrações dos pais, e tudo na idade própria, ela entra na pré-adolescência e na adolescência de maneira tranquila e consciente. E terá muito mais chance de tornar-se um adulto equilibrado e feliz.

## Pare agora para pensar

Além de respeitar a simplicidade da criança, devemos procurar aprender com ela e até mesmo imitá-la em sua pureza. Precisamos reservar tempo de qualidade para estar com nossos filhos e organizar seu dia, estabelecendo rotinas e regras. É fundamental educar com exemplos, e não somente com palavras. Além disso tudo, é preciso respeitar a criança e não esperar que ela realize coisas apenas para satisfazer nossas frustrações. Pense sobre isto:

1. Você consegue se comunicar com seus filhos de maneira simples e honesta? Em que você sente que poderia melhorar no relacionamento com seus filhos?
2. O tempo que você passa com seus filhos é um tempo de qualidade? Quanto tempo de qualidade você dedica a cada um de seus filhos diariamente? Você acha que isso é suficiente?
3. Quando você traça uma rotina para seus filhos, leva em consideração também sua rotina pessoal e a rotina da família para tornar possível que vocês estejam juntos o máximo de tempo possível? Você tem cumprido a rotina que com-

binou com sua família, da mesma maneira que exige que seus filhos cumpram a deles?

4. Você pode dizer sinceramente que é um bom exemplo de tudo o que ensina a seus filhos? No que você pensa que deveria mudar? Por que razão? O que você pretende fazer quanto a isso?
5. Você não está projetando em seus filhos sua expectativa de realização pessoal, querendo que eles realizem coisas que você não conseguiu? Está lhes dando a oportunidade de serem crianças autênticas e felizes, sem fazer cobranças que nada tenham a ver com eles?

"O temor do Senhor é o princípio do saber, mas os loucos desprezam a sabedoria e o ensino."

Provérbios 1: 7

## 23. *Descubra com seus filhos o prazer de ser criança nos dias de hoje*

Caso lhe fosse possível ser criança nos dias de hoje, como você gostaria de viver sua infância? Talvez também seja esse o modo como seus filhos gostariam de viver seu tempo de criança.

Eu tive uma infância boa. Minha mãe era muito autoritária, mas meu pai era meu ponto de equilíbrio, pois era mais aberto, mais próximo a mim. Tenho lembranças de infância muito boas. Foi uma infância tranquila e feliz, tínhamos muitos momentos em família; a época favorecia isso.

E seu tempo de criança, como foi? Você gostaria que seus filhos também tivessem a chance de viver aquelas boas coisas de sua infância?

Os dias de hoje são diferentes, mas, apesar de todo o descontrole a que temos assistido, ainda é possível ajudar seu filho a ter uma infância feliz e prazerosa.

É verdade que a sociedade mudou, que nossa cultura se renovou e que a tecnologia está muito presente e influente em nosso dia a dia, o que torna nossas crianças cada vez mais envolvidas em assuntos diversos. Mas é possível aproveitar tudo isso e permitir que seus filhos aproveitem melhor essa fase da vida deles.

Existem muitos fatores novos que influem no relacionamento entre pais e filhos, mas se eu fosse criança atualmente gostaria de ter todas essas coisas boas de que temos falado neste e em meus outros livros, somadas a todos os recursos de que dispomos hoje, sendo bem usados e aproveitados.

Ser criança no século XXI – com todas as possibilidades que isso oferece, desde que os pais criem as condições para uma verdadeira infância, apoiada em um bom relacionamento familiar – realmente pode ser incrível.

Apenas não podemos deixar que essa grande quantidade de opções faça nossos filhos terem uma infância isolada dos pais, dos irmãos, dos amigos, da família.

Por isso, descubra e viva com seus filhos o prazer de ser criança nos dias de hoje. Volte a ser criança e esteja ao lado deles, revivendo sua infância e estimulando a deles.

Cuide para que a rotina de seus filhos tenha apenas atividades próprias da idade deles e participe de seu dia a dia o máximo que puder. Quanto mais convivência entre vocês, melhor.

Brincadeiras no computador, no videogame e outras mídias não estão proibidas. Mas devem ser corretamente aproveitadas. Esteja com seus filhos nessas atividades, divirta-se com eles e aproveite para orientá-los e acompanhar a qualidade das informações e estímulos a que eles têm acesso. Estimule sua criatividade fazendo uso dos recursos disponíveis e ajude-os a serem conscientes, responsáveis e mais felizes.

Ajude seu filho a ser realmente criança, a preservar sua essência infantil enquanto isso for natural, para que ele, quando adulto, não se lamente ou sinta falta de uma infância que não viveu. Participe com ele de cada etapa de seu crescimento e sinta o prazer de ver sua evolução alegre e sadia.

Mostre a seu filho brincadeiras mais "tradicionais" – jogar bola, empinar pipa, andar de bicicleta –, que também dão muito prazer e são essenciais para seu desenvolvimento. Ensine-lhe que existem muitas opções além dos jogos eletrônicos e da internet e o ajude a desenvolver o gosto por elas.

Apesar de todas as dificuldades da vida corrida de hoje, é preciso priorizar a convivência com os filhos e a união da família. Ela continua sendo o ponto de equilíbrio na formação da criança, o canteiro com todos os nutrientes para que a semente possa germinar e a flor e os frutos possam se desenvolver. Esse é o caminho para tornar a infância de seus filhos mais feliz e formar adultos autônomos e realizados. Acima de tudo, é isso que precisamos resgatar.

A sociedade vem passando por mudanças no que diz respeito à educação de filhos. Houve uma época de grande rigidez e depois outra de permissividade exagerada. Agora, precisamos de um equilíbrio. E esse equilíbrio tem de partir da família, tem de nascer dentro da família. Não adianta querer buscar isso fora dela.

O equilíbrio vem da busca de todos estes elementos que dizem respeito à educação da criança: tempo de qualidade, tempo livre, limites, flexibilidade, organização, finais de semana ao lado dos filhos. Para atingi-lo, é preciso acabar com o excesso de individualismo que existe hoje nas famílias e resgatar a comunhão e a união entre os pais e os filhos.

Talvez isso pareça uma tarefa gigante. Mas não importa o tamanho das dificuldades. O que interessa é que você já está consciente da necessidade de dar a seus filhos uma infância plena e feliz. E isso já é meio caminho andado. Agora, à medida que avançar com suas crianças, a própria jornada lhes fornecerá a energia e a satisfação necessárias para continuar em frente.

### Pare agora para pensar

Ser criança nos dias de hoje pode ser algo muito especial e positivo. Tudo vai depender de como os pais conduzem a educação dos filhos. Pense sobre isto:

1. Hoje em dia a tecnologia está tão presente na vida de nossas crianças que elas estão sendo cada vez mais envolvidas em assuntos os mais diversos, muitas vezes inadequados a sua idade. O que você tem feito quanto a isso? Como você pode usar essa realidade para beneficiar a educação de seus filhos?
2. Você acredita que essa grande quantidade de opções para nossos filhos hoje em dia pode fazê-los isolar-se dos pais e da família? O que você pode fazer a esse respeito?
3. Como é possível ajudar seus filhos a gostar de outras opções de diversão que não sejam os jogos eletrônicos, a TV e a internet? Você tem feito algo sobre isso?

"Porque o Senhor dá a
sabedoria, e da sua
boca vêm a inteligência
e o entendimento."

Provérbios 2: 6

## *24. Dê a seus filhos a chance de viver uma infância feliz*

Qual é sua imagem de uma infância feliz? Pois saiba que você pode proporcionar algo assim, ou ainda melhor, para seus filhos.

Ajudar seu filho a viver melhor a infância não é tão complicado como parece. Você apenas precisa respeitá-lo e se interessar de verdade por seu bem-estar e sua felicidade. Precisa olhar para ele e perceber como a felicidade está na simplicidade da criança. Repare no comportamento de seu filho:

- Perceba sua capacidade de se deslumbrar com o que está à sua volta e rir de tudo.
- Veja a facilidade com que ele imagina uma tampinha de garrafa como uma bola de futebol e sai jogando feliz.

- Descubra como ele, ao brincar, aprende com naturalidade sobre o mundo e sobre os relacionamentos.
- Inspire-se em sua simplicidade para lidar com os desafios que você terá de enfrentar ao se relacionar com ele.
- Perceba que o melhor que você tem a fazer é deixá-lo ser ele mesmo e curtir sua companhia durante todo o tempo que estiver ao seu lado.
- Note como sua presença e seu estímulo à criatividade de seu filho contribuem significativamente para que ele tenha uma infância mais feliz.
- Veja a felicidade nos olhos dele quando você lhe dá atenção em vez de arrumar-lhe brinquedos e atividades em que ele esteja sozinho.
- Sinta a emoção de estar integralmente com seu filho, mesmo que você tenha outros afazeres. Dê-lhe tempo de qualidade, mesmo que você não tenha muito tempo disponível.
- Dê-lhe condições para desenvolver a consciência dos perigos que o cercam e dos meios para evitá-los, mas sem incutir-lhe medo.

Dar a seus filhos uma infância feliz se resume, na maioria das vezes, a viver com ele essa infância. Estar presente no dia a dia da criança, deixando que ela seja autêntica e dando-lhe a proteção de que necessita para crescer e descobrir o mundo à sua volta. Você pode fazer isso. Basta tomar consciência de seu verdadeiro papel de pai e se comprometer com suas crianças. Garanto-lhe que você vai se surpreender com os resultados.

### Pare agora para pensar

Para ajudar seu filho a viver melhor a infância, você precisa apenas respeitá-lo e se interessar de verdade por seu bem-estar e sua felicidade. Pense sobre isto:

1. Você costuma deixar que seu filho seja ele mesmo? Ou tenta transformá-lo no que você queria que ele fosse?
2. Você costuma conversar com seu filho ou prefere dar-lhe brinquedos que não exijam sua participação na atividade? Prefere estar com ele ou deseja que ele o deixe sossegado?
3. Quando brinca com seu filho, você está integralmente com ele? Ou sua mente está nos afazeres e problemas de seu trabalho, ou naquele jogo com os amigos a que você deixou de ir para ficar com as crianças? Qual é a importância de seu filho na sua vida?

"Retém a instrução e
não a largues; guarda-a,
porque ela é a tua vida."

Provérbios 4: 13

# 25. *Acredite: seus filhos podem viver uma boa infância*

Muitos pais acreditam que os filhos vivem uma boa infância, principalmente quando a vida financeira da família vai bem. É muito comum ouvi-los dizer: "Dou tudo o que os meus filhos querem, então penso que eles têm uma boa infância". Imaginam que isso seja suficiente para os filhos. Substituem com bens materiais o afeto que deixam de dar às crianças.

Outros pais, com menos recursos materiais, costumam dizer que não dão aos filhos tudo aquilo de que precisam, que não têm condições de lhes dar o mínimo necessário para uma boa infância. Também estão falando apenas de coisas materiais. Esse é outro grande erro.

Os pais, muitas vezes, pensam que tudo é mensurado pelo suprimento material, ou que tudo se restringe a esse aspecto.

Dinheiro é necessário e importante, mas não é o principal nem é tudo que existe. É preciso tomar consciência de que o que faz diferença na vida dos filhos é o tempo de qualidade que os pais dedicam às suas crianças e quanto se envolvem com elas.

A maior necessidade hoje é conscientizar os pais de seus erros e da importância de fazer mudanças na forma como lidam com os filhos. Quando essa conscientização acontece, o resto também acontece. Caso contrário, não há solução possível para os conflitos entre pais e filhos nem para uma formação no mínimo satisfatória da personalidade da criança.

Mas seus filhos ainda podem viver uma boa infância. Basta que você se proponha sinceramente a lhes dar qualidade de vida e faça algo para mudar seu comportamento.

Quando há interesse dos pais em se informar sobre o que é melhor para os filhos, sempre surgem os recursos necessários: pode-se ler a respeito; participar de palestras; consultar amigos cujas famílias lhe despertam admiração pela harmonia e felicidade; e, em certos casos, buscar a ajuda de profissionais que possam auxiliar na educação dos filhos.

Além disso, é importante rever aqueles valores de família com os quais você foi criado e resgatar atitudes e comportamentos que ajudarão no relacionamento com sua família e na formação de suas crianças. Muitos pais dizem que querem proteger os filhos das situações ruins que viveram quando eles mesmos eram crianças. Mas se esquecem de dar-lhes as coisas boas que tiveram. É preciso resgatar essas coisas boas.

Proporcionar uma boa infância para os filhos é, antes de tudo, uma questão de compromisso dos pais. É preciso tomar consciência da necessidade de estar mais presente na vida de suas crianças e assumir a responsabilidade pela educação e felicidade delas.

Não se preocupe com os enganos que você provavelmente vai cometer. Isso faz parte do processo de aprendizado de ser pai, de ser mãe. Mas busque a felicidade de seu filho. Sempre digo que é muito melhor errar na busca pelo melhor para seus filhos do que se omitir e não assumir o compromisso de lhes proporcionar condições de serem felizes.

Quando não fazem sua parte na educação dos filhos, muitos pais se sentem culpados. Mas a culpa não leva a nada. É preciso abandonar a culpa e assumir a responsabilidade de fazer o que é importante para suas crianças se sentirem seguras e amparadas. Ficar apenas remoendo os erros não leva a lugar nenhum.

Você pode aprender a dar a seus filhos uma infância feliz, que os ajude a serem adultos autônomos e bem-sucedidos. Existem técnicas e conhecimentos que facilitam muito essa tarefa. Mas, acima de tudo, o que realmente dá resultado é seu amor e interesse legítimo por sua família. É isso que faz toda a diferença.

Lembre-se: o que mais importa é ter seus filhos como prioridade máxima em seu dia a dia. Reserve sempre tempo em sua agenda para estar com eles. Mas que seja um tempo de qualidade. É fundamental que as crianças sintam a união familiar e saibam que podem contar com os pais sempre. Assim, elas crescem mais seguras e felizes.

### Pare agora para pensar

É preciso tomar consciência de que a felicidade de seus filhos está ligada ao tempo de qualidade que você dedica a eles. Pense sobre isto:

1. Você costuma substituir com bens materiais o afeto que deixa de dar a seus filhos? O que você pensa sobre isso?

2. Você protege seus filhos das situações desagradáveis que viveu quando criança? Mas será que você dá a eles as coisas boas que teve na infância?
3. Você se sente culpado por não dar a seus filhos uma infância boa e feliz? Você acha que essa culpa resolve o problema? O que seria mais recomendável fazer nesse caso?

"Ouvi o ensino, sede
sábios e não o rejeiteis."

Provérbios 8: 33

# 26. *Estou pronto para ajudar meus filhos a viver uma infância feliz*

Você com certeza já entendeu, a esta altura de nossa conversa, quanto é importante se conscientizar de seu verdadeiro papel de pai para ajudar seus filhos a viver bem a infância e lhes oferecer a oportunidade de ter um futuro mais feliz e equilibrado.

A infância é fundamental para a formação do ser humano. Os pais têm de atuar de modo muito assertivo nesse período na vida dos filhos. Mas isso muitas vezes é deixado de lado ou adiado. O que é um grande erro. Se você esperar três ou quatro anos para, por exemplo, começar a colocar limites para a criança, terá desperdiçado anos da formação de sua personalidade. Esse é um tempo que não se recupera. Haverá uma lacuna na formação dessa criança, que mais cedo ou mais tarde irá interferir na vida dela.

Essa conscientização dos pais tem de passar pelo reconhecimento de sua responsabilidade pelo futuro dos filhos. As bases da formação da personalidade do ser humano, que se estabelecem nesse período, são muito importantes para serem tratadas com descaso, despreparo ou omissão. Por isso você precisa estar sempre atento ao comportamento e aos sentimentos de suas crianças.

Outro ponto importante que vimos e que você deve levar em consideração é evitar os extremos: não forçar o desenvolvimento precoce de nossos filhos nem adiar seu amadurecimento, querendo que eles sejam "nosso filhinho" por mais tempo que o natural. De atitudes como essas surgem adultos que, embora instruídos e cultos, são vazios porque não viveram direito a infância. Ou pessoas que continuam adolescentes aos 40 anos e se recusam a deixar a casa dos pais para cuidar da própria vida.

A vivência plena da infância pela criança, etapa por etapa, de modo saudável e adequado, conduz a uma vida adulta equilibrada. Disso depende sua transformação em um ser humano com personalidade bem definida e bem formada, flexível, que reconhece limites, organizado, com respeito à autoridade e com capacidade de liderar – enfim, um adulto com todas as condições para ser feliz. É nessa época da vida que se estabelecem as bases para a formação de líderes e de pessoas que fazem uma diferença positiva no mundo.

Durante a infância os pais estabelecem vínculos fortes e duradouros com os filhos e lhes ensinam os valores fundamentais da vida. Por isso, nessa época é muito importante deixar a criança ser verdadeiramente criança, com todo o significado dessa palavra. Essa conscientização dos pais é fundamental.

Meu propósito neste livro, e nos anteriores, é conscientizar os pais sobre a importância da infância. Porque é muito comum dizer que a adolescência é a fase mais difícil e crítica na vida dos filhos, mas esquecemos que na infância se determina que tipo de adolescente seu filho será. Ali estão os alicerces de tudo.

Acontecimentos da infância, agradáveis ou não, repercutem na adolescência e, mais tarde, na vida adulta. Corrigir na adolescência, ou mesmo na vida adulta, os problemas na formação da personalidade é muito mais complicado, pois as raízes já estão profundas. Se os pais não tiveram autoridade para colocar limites e tornar a infância do filho mais saudável, também não terão autoridade para mudar o comportamento dele na adolescência ou depois disso.

Por isso é fundamental a conscientização de pais, escolas e famílias sobre a importância da infância. Precisamos resgatar os valores e a presença da família e construir uma parceria forte e saudável entre os pais e as escolas para educar nossos filhos com toda a atenção a que eles têm direito.

Os pais, muitas vezes, não têm nem ideia do mal que fazem aos filhos quando erram ao educá-los. É claro que sabemos que a maioria dos pais não faz isso por querer. Mas eles sempre são os responsáveis pelo que fazem. Por isso enfatizo que tomar consciência de seu verdadeiro papel de pai e assumir essa responsabilidade é o começo das mudanças necessárias na educação de suas crianças.

Sem dúvida existem muitos pais que ainda estão perdidos quanto à melhor forma de educar os filhos. Você pode ser um deles. Nossa proposta de trabalho é exatamente ajudá-lo a propiciar a seus filhos uma infância plena e feliz.

Existem pais que não percebem suas deficiências ao educar os filhos. Eles não enxergam os problemas que suas crianças vivem e, desse modo, não sentem necessidade de mudar seu comportamento.

Então, antes de qualquer coisa é preciso tomar consciência de tudo o que temos conversado, não só neste, mas também nos meus outros livros. Depois, caso você ainda sinta dificuldade em resolver os problemas de educação de seus filhos, é importante procurar o auxílio de pessoas que realmente possam ajudá-lo. É fundamental reconhecer quando você não sabe o que fazer e ter a humildade de pedir ajuda.

Quando você se conscientiza de suas dificuldades e limitações, tem a oportunidade de aprender, corrigir sua postura e oferecer algo melhor para seus filhos.

O melhor parâmetro para avaliar nosso desempenho como pais é observar se nossos filhos são crianças felizes. Perceber se eles vivem a infância com prazer e tranquilidade ou se algo no comportamento deles denota tristeza, isolamento ou desinteresse.

Felicidade é a palavra-chave. Busque sempre avaliar quão seu filho é verdadeiramente feliz – e não quanto você **acha** que ele é feliz. Esse é o primeiro passo para perceber que papel você vem exercendo como pai e dar a si mesmo a chance de se tornar amoroso, presente e participativo, como você deseja ser de verdade e como seu filho precisa.

Meu trabalho pretende exatamente ajudá-lo a se conscientizar, além de mostrar-lhe caminhos para amparar e orientar a infância de seus filhos. Meu propósito é ajudar suas crianças a viver uma infância feliz e auxiliar você a se tornar um pai ou mãe realizado.

Essa é a resposta: uma infância bem vivida, junto da família, com amor e equilíbrio, vai evitar uma série de problemas na vida da criança, do adolescente e do adulto que ela irá se tornar.

### Pare agora para pensar

É durante a infância que os pais estabelecem vínculos fortes e duradouros com os filhos e lhes transmitem os valores fundamentais. Por isso, pense sobre isto:

1. Você percebe quanto é importante se conscientizar de seu verdadeiro papel de pai para poder ajudar seus filhos a viver bem a infância e lhes oferecer a oportunidade de um futuro feliz? Que tipo de pai você imagina que é? Em que você acha que precisa mudar no seu papel de pai?
2. Você tem ideia do mal que pode estar fazendo a seus filhos quando age errado com eles? O que você pode fazer a esse respeito?

3. Você percebe que seus filhos são crianças felizes? Ou acha que algo no comportamento deles denota tristeza, isolamento ou desinteresse pelo mundo ao redor? O que você pode fazer quanto a isso?

"No temor do Senhor tem
o homem forte amparo, e isso
é refúgio para os seus filhos."

Provérbios 14: 26

# 27. *Ser pai, ser mãe*

Você aprendeu muito do que é importante sobre como educar seus filhos. Descobriu que é vital deixar que eles sejam crianças, devolver-lhes a naturalidade, dar-lhes uma infância realmente feliz, ajudá-los a viver essa fase tão importante plenamente e de modo saudável. Agora é preciso pôr tudo isso em prática. Afinal, de que valerá todo esse novo conhecimento se não gerar frutos?

Quando entendeu a importância de seus filhos viverem bem e de sua capacidade de lhes proporcionar uma infância capaz de torná-los adultos felizes e realizados, com uma estrutura emocional forte e bem formada, você mudou muita coisa em sua vida e vai mudar para melhor o destino de suas crianças.

Hoje você respeita o ritmo de desenvolvimento de cada um de seus filhos e jamais os compara a outras crianças. Compreende e aceita a individualidade de cada um deles, respeita sua motivação natural e favorece seu crescimento saudável.

Agora você participa de cada fase do desenvolvimento de seu filho, ajuda-o a explorar continuamente o ambiente e a relação com as pessoas e o ensina a interagir com tudo, criando as bases para comportamentos sadios, que irão acompanhá-lo por toda a vida.

Seu respeito pelo processo de crescimento da criança leva em consideração sua idade e seu momento de vida, de modo coerente e adequado. Em outras palavras, você já sabe como deixar que suas crianças sejam crianças. Você aprendeu a ser pai, a ser mãe. E isso é o que realmente faz toda a diferença na vida de vocês.

Você sabe que com cada filho a jornada será diferente, mas vocês a trilharão em conjunto: pai, mãe e filhos. A passagem pela infância é a travessia de um caminho que precisa ser percorrido em família para que se estabeleçam e se aperfeiçoem a união e a harmonia que darão sustentação ao adulto seguro, de bem com a vida e feliz em que seu filho se transformará.

Quando você anda com seu filho pelos caminhos que ele tem de trilhar, seu exemplo serve de referencial. Por isso é tão importante que pai, mãe e filhos se deem as mãos nessa jornada e a façam ainda mais segura e prazerosa.

## Pare agora para pensar

Você aprendeu muitas coisas importantes sobre a educação de seus filhos. Agora é hora de pôr tudo isso em prática. Pense sobre isto:

1. É fundamental deixar que seus filhos sejam crianças.
2. Não apresse o rio. É importante respeitar o ritmo de desenvolvimento de cada um de seus filhos.
3. Jamais compare seus filhos a outras crianças. É preciso aceitar a individualidade de cada um deles.
4. Não queira que seus filhos realizem por você aquilo que você não conseguiu realizar. Deixe que eles vivam a própria vida e os próprios sonhos.
5. Participe de cada fase do desenvolvimento de seu filho.
6. Busque a união e a harmonia em família e crie o ambiente de que seu filho precisa para viver bem a infância e crescer sadio.
7. Sempre ande com seus filhos **nos** caminhos que ele precisa trilhar.

"Filho meu, se deixas de ouvir a instrução, desviar-te-ás das palavras do conhecimento."

Provérbios 19: 27

# 28. *O esforço que vale a pena*

A formação de seus filhos é um processo árduo, mas também muito gratificante. É um exercício contínuo, durante o qual você terá de compreender a fundo a importância de seu papel de pai ou de mãe.

Você pode, sim, educar filhos felizes. Basta que nunca desista de dar a eles o melhor de si. Por isso, encha-se de esperança e de energia para enfrentar suas dificuldades como pai. Claro que é um tanto trabalhoso, mas com boa vontade e determinação você vai aprender a ajudar seu filho a ser mais feliz e a crescer com esperança em um futuro ainda melhor.

Viver em sociedade significa obedecer a regras e traçar e respeitar limites constantemente, mesmo quando você não percebe que isso está ocorrendo. Essa é uma condição básica para a convivência com outras pessoas. Por isso, a criança precisa aprender desde cedo como se comportar para viver em grupos.

É você quem vai lhe dar as primeiras noções a esse respeito. Os limites que você vai lhe ensinar a farão entender como respeitar o próximo, facilitando sua socialização.

É claro que os pais também devem atender aos pedidos dos filhos, mas dentro de limites razoáveis. Afinal, pais não servem apenas para controlar e impor regras. Pais também são amigos, companheiros, protetores, parceiros. Por isso, deve-se satisfazer as vontades das suas crianças, porém dentro do que é recomendável para cada fase de desenvolvimento. Também se deve dizer "não", de forma positiva e coerente, quando for o caso.

Ao contrário do que muitos pais pensam, a criança é capaz de entender e aceitar um "não". Uma recusa justa e coerente não gera problemas para a criança, como muitos acreditam. Pelo contrário, um "não" bem colocado e justificado valoriza ainda mais o relacionamento entre pais e filhos. Nenhum filho cresceria saudável em um lar em que os pais lhe dissessem "sim" sempre para todas as coisas indiscriminadamente.

Se você ainda está em dúvida quanto à forma de dizer "não" para seus filhos ou de estabelecer limites, eis aqui alguns alertas importantes, que com certeza o deixarão mais tranquilo e seguro para lidar com suas crianças:

- Sempre explique, de modo que a criança compreenda, o motivo dos limites. As justificativas, desde que válidas, sempre ajudam as crianças a aceitar e respeitar os limites.
- Jamais permita ou proíba que a criança faça algo simplesmente porque você deseja que seja assim. Cada ato seu precisa ser embasado em razões reais e coerentes.
- Mostre a seu filho que os adultos também têm limites a respeitar. Deixe-os perceber que você também respeita os limites que existem em sua vida.
- Repita um "não" quantas vezes forem necessárias, até que a criança entenda que "não" é "não".
- Use sua autoridade para impor limites, porém sem humilhar a criança. Respeite o ser humano sensível que ela é.
- Use a afetividade para determinar os limites necessários. A criança compreende e aceita melhor as limitações que você impõe quando percebe que sua atitude é, antes de tudo, um ato de amor por ela.

É importante entender que a forma de educar hoje é bastante diferente da época de sua infância. A criança é muito mais respeitada em sua individualidade e em suas necessidades.

Mas é necessário ajudá-la a compreender que as outras pessoas também devem ser respeitadas. Ela deve entender que pode fazer muitas coisas, mas não pode fazer tudo e nem à hora que bem quiser.

A construção da felicidade de seus filhos depende de você compreender e aceitar que eles devem vir sempre em primeiro lugar em sua vida e devem ser tratados com muito amor, carinho, compreensão e respeito.

Podemos criar filhos felizes mesmo cercados de todas as dificuldades e incertezas dos dias de hoje. O segredo é olhar para eles e perceber que estão ali, à sua procura, dependentes, esperando que você lhes diga o que fazer. Você tem o poder de ajudá-los a pensar, sentir e agir, conduzindo-os a uma vida mais feliz.

### Pare agora para pensar

Filhos felizes têm pais que compreendem a fundo a importância de seu papel de pai ou de mãe. Então, procure guardar em sua mente, de modo claro e definitivo, os seguintes pontos:

1. Os limites que você ensina a seus filhos os farão respeitar o próximo, facilitando sua vida em sociedade. Estabelecer limites é, antes de tudo, um ato de amor.

2. Os pais também são amigos, companheiros, protetores, parceiros. A jornada pela vida precisa ser feita lado a lado por pais e filhos.
3. Nenhum filho cresceria saudável em um lar em que os pais lhe dissessem "sim" sempre, para todas as coisas indiscriminadamente. Os "nãos" também são necessários e fundamentais na formação da criança.
4. Nunca humilhe seu filho. Respeite o ser humano sensível que ele é. Somente assim você conquistará o respeito que ele precisa ter por você.
5. A construção da felicidade de seus filhos depende de que você compreenda e aceite que eles devem vir sempre em primeiro lugar em sua vida.

"Corrige o teu filho e te
dará descanso,
dará delícias à tua alma."

Provérbios 29: 17

# 29. *Ser criança, viver a infância*

Viver a infância de modo feliz é poder exercer livremente o direito de ser criança. A missão maior dos pais é proporcionar aos filhos o exercício desse direito enquanto os preparam para uma vida adulta autônoma e repleta de realizações.

A criança tem o poder de ser feliz com muito pouco. Cabe aos pais conservar e estimular essa felicidade.

A criança tem o poder de sonhar, fantasiar e viver com alegria. Cabe aos pais conduzi-la pela vida e inseri-la na realidade de tal maneira que seus sonhos possam ser realizados.

A criança tem o poder de ver a vida com otimismo e esperança. Cabe aos pais ajudá-la a nunca abrir mão dessa capacidade.

A criança tem o poder de sobrepujar os obstáculos com naturalidade. Cabe aos pais ajudá-la a continuar enxergando-se como superior às dificuldades.

A criança tem o poder de ver em todo ser humano um amigo. Cabe aos pais ajudá-la a jamais desacreditar nos homens.

A criança tem o poder de perdoar sempre. Cabe aos pais ajudá-la a perdoar quando sofrer as decepções que inevitavelmente terá em seus relacionamentos.

A criança tem o poder de ser feliz, independentemente do que a vida lhe apresente. Cabe aos pais ajudá-la a tornar-se um adulto feliz, apesar do que a vida venha a lhe cobrar.

A criança tem o poder de aprender com tudo e com todos. Cabe aos pais ajudá-la a nunca perder essa sede de saber e a cultivar, para a vida adulta, a humildade de reconhecer que não sabe tudo.

A criança tem o poder de não se intimidar diante do perigo. Cabe aos pais ensinar-lhe sobre precaução e prudência, porém sem incutir-lhe medo.

A criança tem o poder de rir de modo franco e natural. Cabe aos pais ajudá-la a nunca abrir mão dessa espontaneidade.

A criança tem o poder de imaginar mundos ideais, cheios de felicidade, e de acreditar que eles sejam possíveis. Cabe aos pais ajudá-la a nunca perder a fé em Deus e a esperança nos homens.

A criança tem o poder de confiar nas pessoas. Cabe aos pais ajudá-la a entender e aceitar quando sofrer decepções com pessoas que não valorizam a amizade e a união.

A criança tem o poder da coragem e da simplicidade, de ver a vida de modo natural e sem barreiras intransponíveis. Cabe aos pais ajudá-la a desenvolver a cautela, porém sem incutir-lhe medo ou desânimo.

A criança tem o poder de avançar confiante, sempre em busca de conhecer a vida. Cabe aos pais ajudá-la a nunca perder a curiosidade.

A criança tem o poder de acreditar que tudo é possível. Cabe aos pais ajudá-la a entender que para os homens nem tudo é possível. Somente para Deus tudo é possível. E que tudo o que é possível para os homens precisa ser feito com amor.

"Inclina o ouvido, e ouve
as palavras dos sábios,
e aplica o coração ao
meu conhecimento."

Provérbios 22: 17

# 30. *Pais ideais*

Pronto para se tornar um pai ou mãe ideal? Então, deixe-me lembrá-lo de que pai ideal não quer dizer pai perfeito. Afinal, você tem defeitos como qualquer ser humano e, como qualquer pai, vai errar na educação de seus filhos.

Mas isso não importa. O que realmente importa é que você seja o melhor pai que seu filho poderia ter. Não precisa ser perfeito, basta ser pai de verdade... Na concepção mais completa da palavra, com todo o compromisso que isso representa e comporta. Mas também com toda a alegria que isso pode trazer para sua vida e a vida de seus filhos.

Busque sempre a simplicidade no relacionamento com seus filhos e passe mais tempo de qualidade com eles. Tenha em mente a importância do seu papel na infância de suas crianças.

Procure ser, com frequência, aquela criança que ainda vive no seu íntimo e deixe-a conviver com seus filhos. Brinque e relaxe, seja amigo deles. Ser pai não significa ser durão, preocupado, nem evitar as emoções.

Ser pai é missão. Uma das mais belas missões que Deus entregou aos homens e que o ser humano pode receber. Cumpra-a com amor e compromisso, e tudo ficará bem.

*Com carinho,*
*Cris Poli*

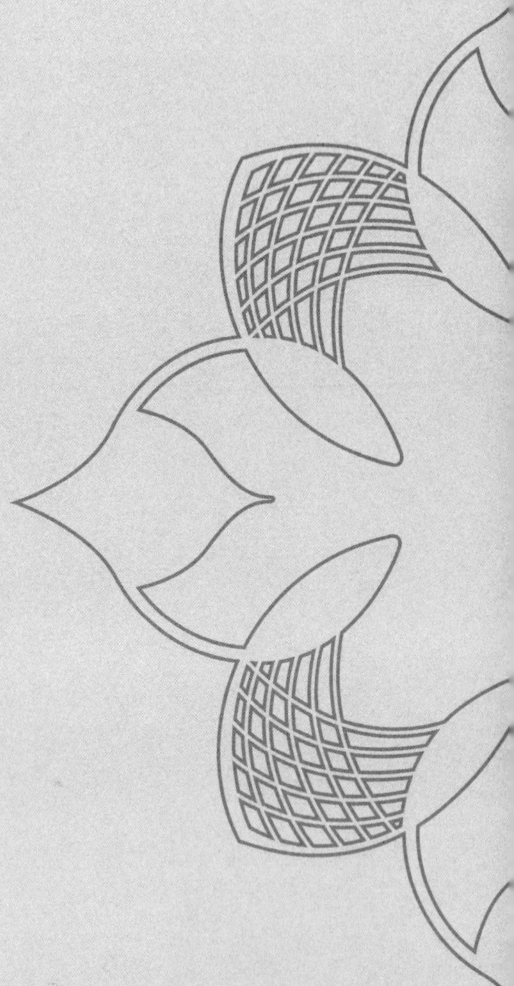

# *Fale com a Cris*

Se você tiver alguma pergunta para Cris Poli, alguma experiência sobre pais e filhos que gostaria de compartilhar com ela, algum comentário sobre este livro, ou se precisar de ajuda, envie um e-mail para: <crispoli@sbt.com.br>.

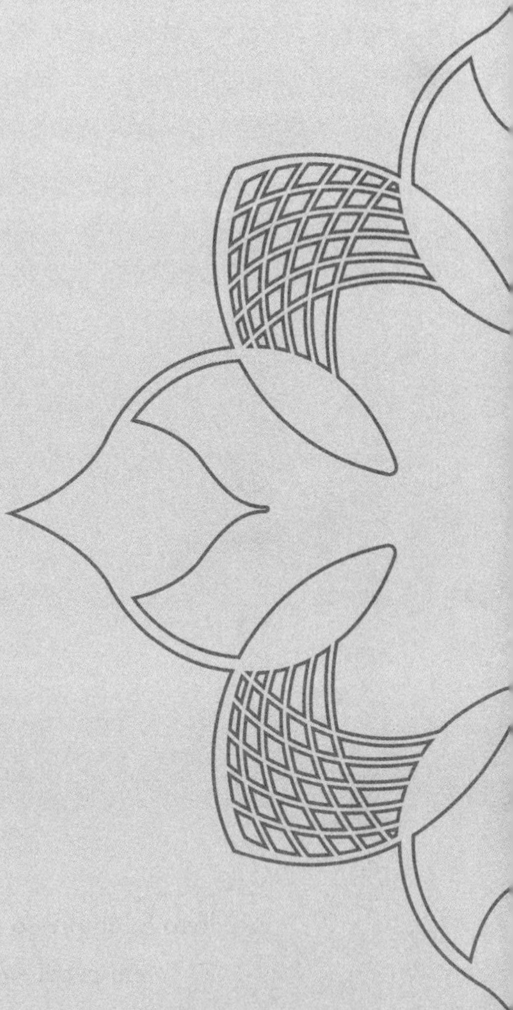

Este livro foi impresso pela Paulus Gráfica
em papel *offset* 75 g.